KB105718

절대
지치지
않는
몸

절대 지치지 않는 몸

과학적 원리를 통해 배우는
최강의 피로 해소법

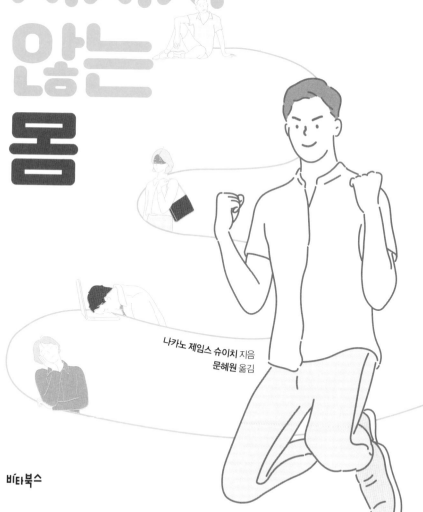

나카노 제임스 슈이치 지음
문혜원 옮김

비타북스

과학적 원리를 바탕으로 한
'지치지 않는 몸' 만들기 비결을 담았다

'가만히 책상에 앉아 업무를 볼 뿐인데 오후가 되면 지쳐서 아무
것도 할 수가 없다.'

'회사에 출근하는 날이라 오랜만에 전철역 계단을 오르는데 중간
에 숨이 차서 힘들다.'

'나이가 들수록 너무 쉽게 지치는 것 같다.'

주변에 이런 고민을 털어놓는 분들이 많다. 그때마다 전문가로서 꼭 조언해주고 싶었다. 그런 마음이 이 책을 쓰는 동기가 되었다. 나는 피지컬 트레이너이자, 몸 만들기 전문가다. 오랫동안 올림픽 선수와 프로 선수들을 지도했다. 그들에게서 뛰어난 효과를 본 몸 만들기 비결을 평범한 일반인에게 적용하며 터득한 '절대 지치지 않는 몸 만들기' 비결을 이 책에 모두 담았다.

피로해지는 원인은 책상 위 업무 탓도, 지하철역 계단 탓도, 나이 탓도 아니다. 피로는 '체력 저하'로 인해 생기며 적절하게 해소해주지 않으면 계속 쌓이게 된다.

'피로'에 대해 정의하자면, 몸과 마음이 과도한 부담을 입어 심신 기능이 저하된 상태를 뜻한다. 그리고 피곤하다는 자각을 '피로감'이라고 한다.

피로를 세세하게 나누면 전신 피로와 국소 피로가 있고, 육체적 피로와 정신적 피로가 있다. 기존에 출간된 건강서들은 주로 신체적인 면에서 실천하는 방법을 다루고 있다. 반면 정신적인 면에서 접근할 수 있는 비결은 그다지 언급되지 않았다. 하지만 신체와 정신은 서로 긴밀하게 연결되어 있어 따로 관리할 수 없다.

이 책에서는 신체적인 면과 정신적인 면을 동시에 관리하는 방법을 알려준다. 또한 방법마다 반드시 짚고 넘어갈 'Key word'를 정해주고, 구체적으로 무엇을 하면 될지, 실천할 때 중요한 점은 무엇인지를 'To Do'와 'Point'를 통해 쉽게 보여준다. 더불어 독자들의 이해를 돕기 위해 본문에서 다룬 중요한 내용에는 자세한 도표와 일러스트를 곁들였다.

스스로 피로를 해소할 방법은 다양하다. 다만 어떻게 실생활에서 쉽게 응용할 수 있을지가 관건이다. 그것에 초점을 두고 이 책을 썼다. 이 책을 통해 자신에게 잘 맞는 가장 쉬운 것부터 시도해보자. 독자 모두 피로가 사라진 '지치지 않는 몸'을 만들어 활력 넘치는 일상과 업무, 원하는 운동까지 마음껏 즐길 수 있길 바란다.

요즘 들어 부쩍 피곤하다고 느끼진 않나요?

우리가 느끼는 피로가 노화 때문이라고 생각하나요?

피로에는 OO가 좋다는 광고에 귀가 얇아지진 않나요?

이 물음에 잠시라도 생각에 빠진다면 이 책은 바로 당신의 것입니다. 만성 피로와 스트레스, 체력 저하로 고민하는 한국 독자분들께 적극 추천합니다!

2022년 4월
피지컬 트레이너
나카노 제임스 슈이치

1 절대 '지치지 않는 몸'을 만드는 50가지 비결

과학적인 원리를 바탕으로 50가지 건강한 몸 만들기 방법을 안내한다. 신체적인 면에서 실천 가능한 방법뿐만 아니라 정신적인 면에서도 관리할 수 있는 방법이다. 자율신경 조절, 가벼운 움직임, 수면, 식사 등 나에게 필요한 내용을 항목별로 정확히 파악하고 이해할 수 있다.

2 피로 해소를 위한 To Do 91

무엇부터 시작해야 좋을지 구체적으로 짚어 안내한다. 지금 바로 피로가 풀리며 늘 실천할 수 있는 쉬운 방법들이다.

3 운동으로 피로 해소

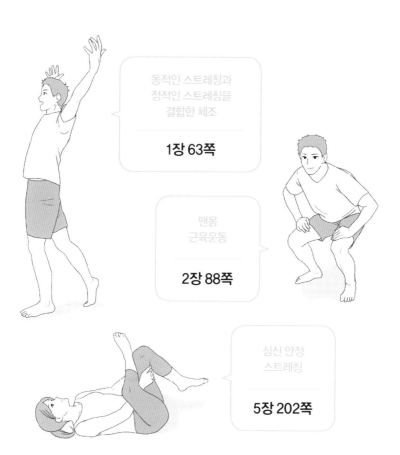

동적인 스트레칭과
정적인 스트레칭을
결합한 체조

1장 63쪽

맨몸
근육운동

2장 88쪽

심신 안정
스트레칭

5장 202쪽

차례

2장

지치지 않는 몸을 위한 운동

피로가 느껴지는 정도의 운동이 중요하다

3장

지치지 않는 식사법

많이 먹어도, 적게 먹어도 문제다

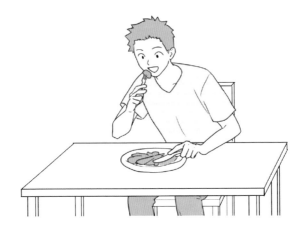

피로 해소를 위한 수면법

수면 시간부터 거꾸로 계산하여 하루 스케줄을 계획하자

체력-피로=심신 기능

수면 시간부터 계산하여 하루 스케줄을 계획한다

평일과 휴일의 생활 리듬을 바꾸지 않는다

'짧은 낮잠'을 활용하자

잠들지 못하는 밤에는 무리해서 자려고 하지 않는다

졸음을 방해하는 요소를 멀리하자

기상 시 감각을 기준으로 한 수면 자가 진단 실시

지친 근육을 풀어주는 초회복

스트레칭으로 피로 해소를 돕는다

30분에 한 번씩 일어나 수분을 보충한다

전신 근육을 풀어주는 프로그램

샤워만으로 끝내지 않는다

피로를 푸는 스포츠 오일 마사지

정적 스트레칭으로 밀킹 액션을 활성화

6장

몸의 통증·결림을 없앤다

스트레스 관리가 중요

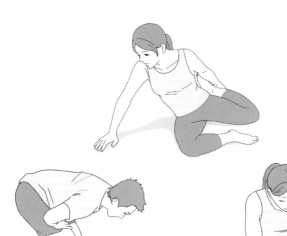

7장

마음의 피로를 푼다
몸의 피로와 마음의 피로는 깊게 연관되어 있다

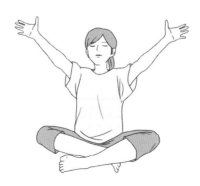

서장

왜 피곤해지는 걸까

활동이 부족하면 몸은 금세 지치고 만다

01

신체 나이를
젊게 유지한다

KEY WORD   코로나 시대 / 책상 업무 / 걸음수

TO DO LIST   ☐ 업무 중 걸음수를 측정해본다.

☐ 걸음수를 늘리는 일부터 시작한다.

금세 피곤해지는 실제 원인

프롤로그에서 금세 피곤해지는 증상은 나이 탓이 아니라 체력이 저하되어 생긴다고 언급했다. 최근 가까운 지인의 에피소드를 통해 피로의 원인은 체력 저하에 있다는 사실을 다시 한번 절실히 느꼈다.

지인은 도쿄에 위치한 대기업에 다니며 28세 미혼이다. 원룸 아파트에 혼자 사는 그는 코로나 시대가 되면서 허리와 등에 통증을

느끼기 시작했고, 늘 피곤하다고 했다. 체중도 5kg 이상 늘었는데 어찌해야 좋을지 모르겠다며 내게 상담을 요청했다.

원격으로 이야기를 들어보니 지인은 주로 책상에 앉아 업무를 보며, 코로나 상황으로 출근하는 날이 한 달에 한 번꼴로 줄었다고 했다. 재택근무 중에는 거의 하루 종일 컴퓨터 앞에 앉아 일하며, 식사는 주로 배달 음식으로 때우고, 원래 외출을 자주 하지 않는 편이라 집밖에 나가는 일도 드물다고 했다. 어느 정도 걷는지 파악하기 위해 스마트워치로 걸음수를 측정해보라고 했다. 재택근무 날 측정한 걸음수는 하루 평균 200보 정도였다. 20대 남성의 하루 평균 걸음수가 약 8,000보인데, 40분의 1 수준이었다. 재택근무 중 산책이라도 하지 않으면 걸음수가 이렇게 줄어든다.

운동하는 습관도 없을뿐더러 지금은 연애도 하지 않아 휴일에는 아침부터 밤까지 게임에 몰두하고, 밤늦은 시간에도 졸릴 때까지 게임을 한다고 했다.

금세 피곤해지는 몸이 되고 말았다

지인은 밤늦게까지 게임을 해서 금세 피곤해지는 것 같다고 말했지만, 나는 다음과 같이 진단했다.

"게임 때문에 피곤한 게 아니야. 재택근무로 몸을 훨씬 덜 움직이게 되고, 살도 찌니 체력이 저하되어 피곤한 거야. 게다가 달라진 생활 방식이 스트레스로 다가와 허리와 등까지 아파졌을 수도 있고."

코로나 시대가 되면서 나의 지인처럼 나태한 생활을 보내다가 몸이 부쩍 피곤해졌다고 느끼는 젊은 세대가 제법 있을 것이다. 왜 이런 현상이 나타났을까? 그 이유는 바로 활동 부족으로 몸이 쉽게 지치기 때문이다.

┃ 재택근무로 걸음수는 40분의 1로 줄었다

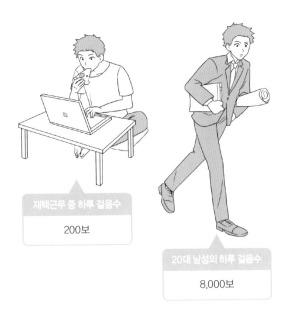

재택근무 중 하루 걸음수

200보

20대 남성의 하루 걸음수

8,000보

02

근력과

스태미너를 기르자

KEY WORD 생활 활동 / NEAT / 근력 / 스태미나 / 체력

TO DO LIST □ 집에 머무를 때도 NEAT를 늘린다.

□ 금세 피곤해지지 않도록 운동 습관을 기르자.

생활 활동으로 소비되는 에너지

앞장에서 소개한 나의 지인처럼 몸을 거의 움직이지 않고 생활할 때 오히려 더 금세 피곤해지는 이유는 무엇일까. 크게 세 가지 원인이 있다.

먼저 체력이 저하되는 동시에 체중이 증가하기 때문이다. 코로나 시대 이전, 매일 출근했던 직장인은 집과 회사를 오가며 전철역까지 걷거나 계단을 오르내리는 생활을 했다. 점심 식사는 회사 밖에서

먹을 기회도 많았을 테고, 고객을 만나기 위해 외출할 기회도 있었다. 일이 끝나면 잠시 어딘가에 들러 가볍게 술 한 잔 기울이는 날도 분명 있었을 터. 이렇게 우리는 일상생활에서 알게 모르게 몸을 움직인다.

출퇴근이나 집안일처럼 일상에서 자연스럽게 일어나는 생활 활동을 통해 소비하는 에너지를 'NEAT(Non-exercise Activity Thermogenesis, 니트)'라고 부른다. 이는 하루 에너지 소비량의 20~30%를 차지한다.

재택근무가 늘면서 바뀐 생활 패턴으로 하루 걸음수가 200보 정도에 그치면 NEAT가 급격히 줄어들게 된다. 이로 인해 소비하는 칼로리마저 줄어들어 체중이 금세 늘어난다. 바로 코로나 비만이다. 살이 찐 사람은 그렇지 않은 사람보다 걷기를 비롯해 서서 활동하는 시간이 하루 평균 150분이나 적다는 보고가 있다(Levine, J.A. et al. Science,307,584-586,2005). 게다가 운동하는 습관이 없어서 하루 걸음수가 200보 전후에 그치는 생활이 이어지면 근력과 스태미나가 떨어진다.

근력의 원천이 되는 근육, 스태미나의 원천이 되는 전신 지구력은 활발하게 활동해야 비로소 유지된다. 활동량이 저하되면 근력과 전신 지구력은 급격히 감소한다. 근력과 전신 지구력은 20대에 절정

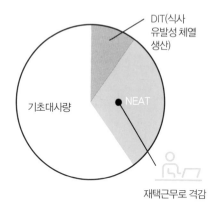

DIT(식사
유발성 체열
생산)

기초대사량

NEAT

재택근무로 격감

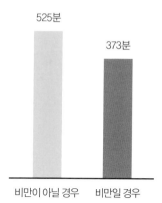

525분

373분

비만이 아닐 경우　비만일 경우

을 이루며, 아무리 20대라도 운동량이 줄어들면 근력도 스태미나도 급속하게 떨어진다. 대신 운동을 하면 점차 향상된다.

살이 쪄서 몸이 무거운데다 근력과 전신 지구력까지 줄어드니 같은 일을 해도 당연히 금세 지치고 만다. 재택근무 중에도 집 주변을 산책하는 등의 생활 활동으로 NEAT를 늘려야 한다. 재택근무를 하는 날에는 출퇴근에 썼던 시간을 운동 시간으로 충분히 활용할 수 있다. 구체적인 방법은 2장을 참고하길 바란다.

체력이 향상되면 쉽게 지치지 않는다

실제 나이는 40대 후반이지만 신체 나이는 60대로 측정된 분이 현재 상태를 개선하고 싶어 운동을 결심했다며 나를 찾아왔었다. 여기서 신체 나이는 체지방과 근육 측정량으로 산출된 수치다. 정확한 수치는 아니지만 체력 수준이 어느 정도인지 기준치로 삼을 만하다.

지속적인 운동을 통해 체력을 높이고, 체중을 줄이면 신체 나이가 젊어진다. 40대 후반에 신체 나이가 60대였던 분도 꾸준히 운동을 하니 신체 나이가 실제 나이보다 젊은 40대 초반으로 바뀌었고, "가족과 친구들이 예전보다 날씬하고 더 젊어 보인다고 해요. 운동을 시작하길 정말 잘한 것 같아요!"라고 웃으며 말했다. 신체 나이가 젊어졌을 뿐만 아니라 웬만해선 피로를 느끼지 않는다고 말하는 분도 많다. 연령과 성별에 관계없이 운동을 하면 체력이 향상되어 피로를 덜 느낀다. 나이를 거슬러 젊어진 기분마저 느끼게 된다.

03

피로 해소 인자를
형성하라

KEY WORD 피로 인자 / 피로 해소 인자 / 졸음

TO DO LIST □ 피로 인자보다 피로 해소 인자를 늘리자.

□ 일상생활 중 활동량을 적절히 늘리고 기상 시간을 정해 수면
을 관리하자.

피로 인자와 피로 해소 인자

피로의 두 번째 원인은 일정하지 않은 수면 패턴에 있다.

체내에는 피로를 일으키는 물질(피로 인자 FF)과 피로를 해소하는
물질(피로 해소 인자 FR)이 있다. 피로 인자가 많이 쌓이면 우리는 피
곤해진다. 피로 인자가 쌓이면 그것이 자극이 되어 피로 해소 인자
가 생긴다. 피로 인자와 피로 해소 인자의 균형이 조화를 이루면 피

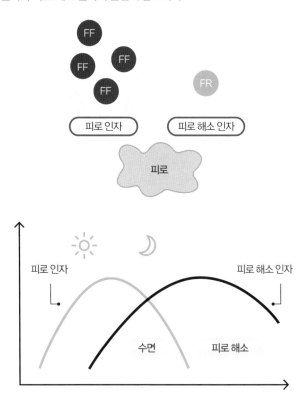

로를 잘 느끼지 않는다. 피로 인자와 피로 해소 인자의 균형을 조절할 때 반드시 챙겨야 할 부분은 수면이다. 깨어 있는 동안에는 활동을 하기 때문에 피로 인자가 계속 늘어나지만, 수면으로 안정을 취할 때는 피로 인자가 줄어들고 피로 해소 인자가 늘어나 피로가 풀린다.

재택근무 등으로 하루 활동량이 줄어들면 피로 해소에 중요한 수면의 질이 떨어지게 된다.

어릴 적, 소풍이나 운동회로 종일 움직인 날 밤에는 더 푹 잤던 기억이 있을 것이다. 우리 몸은 일상생활 중 깨어있는 시간이 길고, 활발하게 움직일수록 졸음이 몰려온다. 반면 활동량이 줄어들어 별로 졸리지 않은 탓에 수면을 충분히 취하지 못하면 피로가 잘 쌓인다.

수면을 충분히 취해 피로를 해소하려면 나의 지인처럼 늦은 시간까지 게임을 하는 대신 일상생활 중 활동량을 적절하게 늘리고 기상 시간을 정해 수면을 관리해야 한다. 자세한 내용은 4장에서 다루고자 한다.

오랫동안
앉아 있지 않는다

밀킹 액션을 촉진하다

몸이 피곤해지는 세 번째 이유는 앉아 있는 시간이 길어졌기 때문이다. 재택근무나 게임 등을 하느라 앉아 있는 시간이 더욱 길어지면 몸은 금세 피곤해진다.

장시간 앉아 있는 행위는 운동부족 증상에 더해 근력과 스태미나마저 빼앗아 간다. '밀킹 액션(Milking Action)'이 일어나지 않기 때문이다. 밀킹 액션이란 종아리와 허벅지의 하반신 근육이 움직이며 말초 혈관에 모여 있는 혈액(정맥혈)과 림프액을 심장으로 밀어 올려 순환시키는 작용이다.

심장 아래 부위를 순환하는 정맥혈과 림프액은 중력을 거슬러 심장까지 올라와야만 하는데 이때 밀킹 액션이 필요하다. '다리는 제2의 심장'이라는 말도 이와 관련 있다. 혈액과 림프액의 원활한 체내 순환은 피로 인자와 피로 해소 인자의 균형 조절에도 중요하다. 장시간 앉아 있다 보면 밀킹 액션이 충분하지 못해 피로 해소가 더뎌진다. 앉아 있을 때는 다리로 이어지는 고관절 부위가 꺾인 상태가 되어 혈액과 림프액 순환이 정체되기 때문이다.

▎밀킹 액션의 구조

근육 수축 시

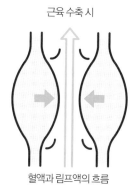

혈액과 림프액의 흐름

근육 이완 시

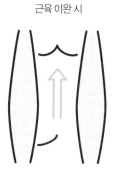

재택근무 중에는 주기적으로 자리에서 일어나 방 안을 걸으며 밀킹 액션을 촉진하자. 고관절을 펴기만 해도 피로 해소에 도움이 된다.

몸을 이완하고 혈액과 림프액의 순환을 촉진하는 방법에 대해서는 5장을 참고하길 바란다.

피로 해소에 효과적인
세 가지 방법

피로 해소

☐ 여러 방법을 활용해서 피로를 해소해야 한다.

☐ 다른 사람에게 맡기지 말고 스스로 피로를 해소하도록 노력한다.

피로를 해소하려면 여러 방법을 활용하자

운동선수는 매일 같이 격렬한 운동을 실시한다. 체력 저하로 몸이 지칠 일은 없지만 강도 높은 운동을 하는 만큼 피로 해소에도 노력을 기울여야 한다. 나는 트레이닝을 지도했던 운동선수들과 지인들을 대상으로 설문 조사를 실시해보았다. 특히 무엇이 피로 해소에 도움이 되었는지 세 가지를 꼽아달라고 요청했다. 또 이 책의 출판사 SB크리에이티브의 편집부, 영업부, 마케팅부에서 일하는 직원

운동선수	1위	2위	3위
런던올림픽 탁구 은메달리스트	수면과 식사	마사지와 수면	온냉 교대욕과 요가
런던올림픽 배드민턴 은메달리스트	수면	마사지	온냉 교대욕
런던올림픽 배드민턴 복식 은메달리스트	수면	식사	입욕
세계 육상 여자 마라톤 은메달리스트	스트레칭&셀프 관절 가동화 운동	냉수욕	식사
전 마라톤 선수·장거리 달리기 지도자	식사(특히 탄수화물)	수면	마사지
전 육상 선수·스프린트 코치	마사지	스트레칭	입욕

■ 일반 직장인이 피로 해소에 도움이 된다고 실감한 것

1위 : 수면	2위 : 입욕	3위 : 식사·마사지

총 47명을 대상으로도 같은 내용의 설문 조사를 실시했고 결과는 위 표와 같다.

설문 조사 결과로 알게 된 사실이 두 가지 있다.

첫 번째는 피로 해소에 효과가 있다고 느낀 방법은 사람마다 다르지만, 종류가 무엇이든 다양한 방법을 활용하는 편이 중요하다는 점이다.

두 번째는 마사지처럼 타인에게 맡기는 방법 대신 수면, 입욕, 스트레칭, 식사 등 자기 주도로 피로를 해소하는 편이 효과적이라는 점이다.

SB크리에이티브 출판사에서 실시한 설문 조사 결과에서 알 수 있듯이 이 두 가지는 운동선수뿐만 아니라 일반인이 지치지 않는 몸을 만들고자 할 때도 동일하게 적용된다.

지금까지 피로 메커니즘을 대략적으로 짚어보았다. 1장부터는 구체적인 테마별로 지치지 않는 몸 만들기 방법을 안내하겠다.

1장

지치지 않는
몸 만들기

교감신경과 부교감신경의 균형을 맞춘다

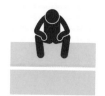

시상하부의 피로를 막는다

KEY WORD　시상하부 / 교감신경 / 부교감신경 / 이중지배 / 상반지배

TO DO LIST　☐ 자율신경의 작용을 이해한다.

　　　　　　☐ 피곤할 때 뇌 안에서 어떤 일이 일어나는지 파악한다.

　　　　　　☐ 심박수와 자율신경의 관계를 알아본다.

자율신경을 조절한다

서기, 걷기, 달리기, 스트레칭, 덤벨 운동과 같은 활동은 '이렇게 하자'라고 의식해서 실시한다. 이 역할은 운동신경이 담당한다. 반면 호흡, 체온 유지, 혈액순환, 소화나 흡수, 혈압 조절과 같이 살아가는 데 필요한 최소한의 생명 유지 기능은 무의식중에 이뤄지며 자율신경이 담당한다.

운동신경은 잠들어 있는 동안 활동하지 않지만, 자율신경은 잠들어 있는 동안에도 활동한다. 수면 중에도 호흡이 멈추지 않고 혈액이 전신을 돌며 소화나 흡수가 이루어진다. 이러한 현상은 자율신경 덕분이다. 24시간 내내 쉬지 않고 계속 활동하는 자율신경에는 피로가 쌓이기 쉽다. 자율신경의 중추라 불리는 뇌 시상하부의 피로를 억제하는 일이야말로 피로 해소의 중요한 열쇠다.

피로의 가장 큰 원인은 나쁜 물질로 알려진 활성산소다. 몸을 활발하게 움직일수록 자율신경은 산소가 원활히 공급되도록 작용한다. 호흡으로 인체에 들어온 산소의 약 2%는 나쁜 활성산소로 바뀌는

┃ 시상하부의 피로를 막는 일이 중요하다

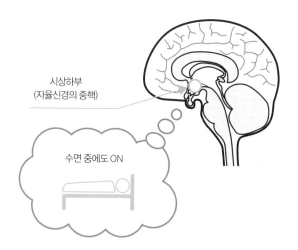

시상하부
(자율신경의 중핵)

수면 중에도 ON

데, 활성산소는 세포를 공격하는 피로의 원흉이다. 활성산소로 상처가 난 세포에서는 노폐물이 분비된다. 이 노폐물은 피로 인자라는 물질을 유도한다. 손상된 세포를 회복하는 물질은 피로 해소 인자다.

피로를 해소하려면 반드시 자율신경을 조절해야 한다. 구체적인 방법을 이야기하기 전에 자율신경에 대해 더 자세히 알아보자.

교감신경과 부교감신경

자율신경은 교감신경과 부교감신경이라는 두 가지 계통으로 이루어져 있다. 교감신경과 부교감신경에는 '이중지배', '상반지배'라는 두 가지 기본적인 지배 규칙이 있다. 이중지배란 장기나 조직이 교감신경과 부교감신경 양쪽에서 이중으로 지배받는 현상을 가리킨다.

상반지배란 교감신경과 부교감신경이 대조적인 활동을 하는 현상을 뜻한다. 대체로 교감신경은 촉진 역할을, 부교감신경은 억제 역할을 한다. 예를 들어 근육은 교감신경이 활성화될 때 긴장되고, 부교감신경이 활성화될 때 이완된다. 마찬가지로 혈관은 교감신경이 활성화되면 수축하여 혈액이 정체되고 혈압이 올라간다. 부교감신경이 활성화되면 혈관이 확장되어 혈액 흐름이 촉진되고 혈압도 낮아진다. 심장 박동은 교감신경이 활성화될 때 빨라지며, 부교감신경이 활성화될 때는 느려진다. 소화 및 흡수를 할 때는 특이하게 촉진 역할과 억제 역할이 뒤바뀌어 교감신경이 활성화될 때 억제되는

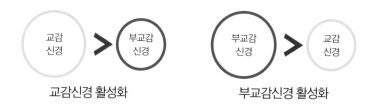

긴장한다	**근육**	이완한다
올라간다	**혈압**	내려간다
빨라진다	**심장박동**	느려진다
억제된다	**소화**	촉진된다

반면 부교감신경이 활성화될 때 촉진된다. 교감신경과 부교감신경은 늘 동시에 활동한다. 교감신경이 완전히 멈추는 상태도, 부교감신경이 완전히 멈추는 상태도 없다.

심박수로 파악 가능한 자율신경의 균형

심박수는 이러한 자율신경의 활동을 알려준다. 심박수란 1분간 심장이 몇 회 박동하는지 센 횟수다.

안정적인 상태일 때 심박수의 평균치는 사람마다 다르지만, 일반 인은 1분당 70~80회 정도로 예상된다. 교감신경은 심박을 빠르게, 부교감신경은 심박을 느리게 하지만 어느 쪽도 높지 않은 상황일 때 표준으로 삼는 심박수는 1분당 90회 전후다.

안정적인 상태에서 심박수가 1분당 70~80회라면 부교감신경이 억제한 덕분이다. 운동을 시작하면 근육에 산소와 에너지원을 공급 하고자 심박수가 점차 증가하지만 1분당 90회까지는 교감신경 활 동이 강해져서가 아니라 부교감신경의 억제 기능이 약해지기 때문 에 상승한다.

교감신경과 부교감신경을 조절한다

KEY WORD   스트레스 사회 / 싸울까, 도망갈까

TO DO LIST   ☐ 교감신경의 흥분을 가라앉히고, 자율신경의 균형을 조절한다.

교감신경이 활성화되기 쉬운 상황

피로를 줄이려면 교감신경과 부교감신경의 균형을 잘 맞추는 일이 중요하다. 어느 한쪽이 심하게 작용하면 피로가 발생한다.

자율신경 중 특히 피로로 이어지기 쉬운 쪽은 교감신경이다. 그이유는 현대사회가 본질적으로 스트레스 사회이기 때문이다. 교감신경의 주된 역할은 비상시에 '싸울까, 도망갈까' 즉시 판단하고 대처하는 데 있다. 느닷없이 예상치 못한 천적을 맞닥뜨리게 될 때 어떻게 해야 할지 곰곰이 생각하기보다 당장 '싸울까, 도망갈까' 판단

해서 재빨리 행동에 옮겨야 한다. 우물쭈물하다가는 천적에게 공격 당해 목숨을 잃을 것이다.

이때 교감신경은 심박수나 혈압을 올리거나, 근육 에너지원이 분해되도록 촉진하여 '싸울까, 도망갈까' 즉각 판단하기에 적절한 체내 환경을 갖춘다. 싸우든 도망가든 혈액을 돌게 하여 근육이 100% 활동하도록 만드는 역할을 하기 때문이다.

야생 동물과 비슷한 생활을 했던 무렵, 사람에게 이러한 교감신경의 작용은 살아남기 위해 필수 불가결했다.

본래 교감신경은 일시적인 상황에만 활성화되는 것으로 충분하다. 하지만 지속적인 스트레스와 긴장에 노출된 채 살아가는 현대인의 교감신경은 대부분의 시간 동안 활성화된 상태다. 이로 인해 부교감신경이 활성화될 때가 줄어들어 자율신경의 균형이 흐트러진다. 이러한 상태는 피로를 불러일으킨다.

교감신경을 크게 자극하는 스트레스에 대처하는 방법은 7장에서 자세히 안내하겠다. 스트레스 외에 자율신경의 균형이 흐트러지는 원인을 꼽자면 비만, 운동 부족, 흡연 이 세 가지 요소가 있다. 비만과 운동 부족 증상을 해소하려면 2장과 3장 내용을 참고하면 된다. 흡연자는 금연 외래 진료를 담당하는 의사의 도움을 받고 금연을 시도하길 바란다.

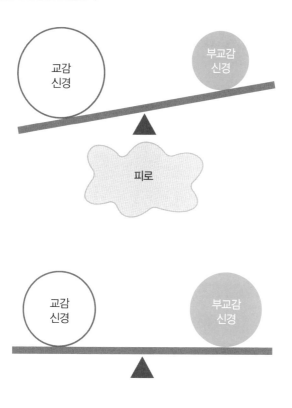

피로가 풀린다

부교감신경의 기능을 측정한다

KEY WORD   심박계 / 심박수 / 맥박

TO DO LIST   ☐ 호흡, 심박수, 맥박을 단서로 부교감신경의 작용을 살펴보자.

☐ 맥박 측정 방법을 제대로 익히자.

부교감신경이 교감신경을 억제한다

앞에서 이야기했듯이 자율신경 균형의 이상을 판단할 때 심박수를 측정해보면 좋다.

예전에는 값비싼 심박계가 없으면 심박수를 파악하기 어려웠다. 다행히 지금은 훨씬 저렴한 스마트워치나 러닝 워치로도 심박수를 잴 수 있다. 이러한 기계가 없더라도 심박수는 맥박과 거의 비슷하기 때문에 손목의 맥박을 재면 측정할 수 있다. 맥박을 올바르게 재는 방법은 아래 실린 그림과 같다.

　스트레스로 교감신경이 계속 자극을 받게 되는 상황에서 자율신경의 균형을 조절하려면 교감신경을 억제해주는 부교감신경의 작용이 중요하다. 부교감신경은 나이가 들면서 작용이 저하된다고 알려져 있다. 중장년층의 나이부터는 부교감신경의 기능이 떨어지는 현상에 주의해야 한다.

　부교감신경의 작용을 평가하기 위한 세 가지 단계가 있다. 배가 고프지도 부르지도 않은 편안한 상태일 때 실시해보자.

▌맥박 측정 방법

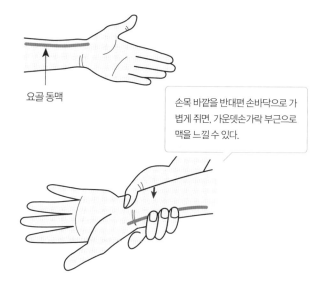

요골 동맥

손목 바깥을 반대편 손바닥으로 가볍게 쥐면, 가운뎃손가락 부근으로 맥을 느낄 수 있다.

①심박수·맥박 측정를 측정한다 ②기분을 여유롭게 유지하며 몸에 힘을 뺀다 ③5초에 걸쳐 숨을 들이쉬고, 5초에 걸쳐 숨을 내쉬는 심호흡을 실시한다.

숨을 들이쉴 때 교감신경이 활성화되고, 숨을 내쉴 때 부교감신경이 활성화된다. 부교감신경이 활성화되면 심박수·맥박은 천천히 뛴다.

이 세 가지를 실시하면 호흡과 심박수·맥박을 단서로 부교감신경 작용이 저하되었는지의 여부를 살필 수 있다. 자세한 내용은 다음 장에서 다룰 예정이다.

부교감신경을
활성화하기 위한 세 단계

① 심박수·맥박 측정

심박수는 스마트워치나 러닝 워치로 측정한다. 맥박으로 재려면 손목의 바깥 부분을 반대편 손바닥으로 감싸 쥐고 가운뎃손가락, 넷째 손가락, 새끼손가락을 구부려 손목 부근에 있는 요골 동맥에 대고 맥을 측정한다. 기분이 안정적일 때 15초간 센 후, 4를 곱하면 1분당 '맥박≒심박수'를 측정할 수 있다.

맥박으로 심박수를 측정할 때는 혈압을 측정할 때와 마찬가지로 손목을 심장과 같은 높이에 둔다. 심장보다 높은 위치 혹은 낮은 위치에 두면 정확히 측정하기 어렵다.

② 몸에 들어간 힘 빼기

몸에 들어간 힘만 빼도 보통 심박수·맥박은 천천히 뛴다. 긴장이 이완되어 교감신경의 작용이 약해지고 부교감신경이 활성화되는 과정을 느끼게 된다.

몸에 힘을 빼도 심박수·맥박이 느려지지 않는다면 아직 긴장한 상태로 봐야 한다. 교감신경 작용이 약해지지 않았고, 부교감신경은 충분히 활성화되지 않은 상태다.

③ 5초에 걸쳐 숨을 들이쉬고, 5초에 걸쳐 숨을 내쉰다

이 호흡법을 반복하면 숨을 들이쉴 때 교감신경이 활성화되어 심박수·맥박이 빨라지고, 내쉴 때는 부교감신경이 활성화되어 심박수·맥박이 느려진다. 심박수·맥박에 뚜렷한 변화가 나타나지 않았다면 자율신경의 균형이 흐트러져 있다고 봐야 한다.

심호흡을 할 때 굳이 코로 들이쉬고 입으로 내쉬는 호흡법을 따를 필요는 없다. 코로 들이쉬든, 입으로 들이쉬든, 코로 내쉬든, 입으로 내쉬든 자율신경에 미치는 영향은 거의 동일하다.

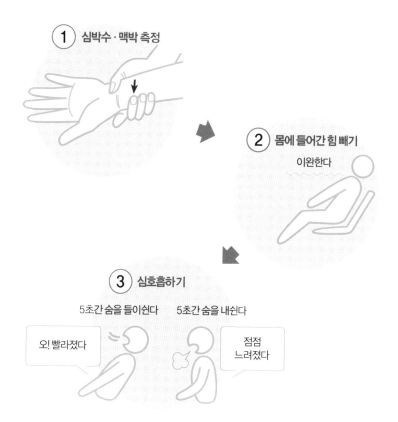

① 심박수 · 맥박 측정

② 몸에 들어간 힘 빼기

이완한다

③ 심호흡하기

5초간 숨을 들이쉰다   5초간 숨을 내쉰다

오! 빨라졌다

점점
느려졌다

10

'자율훈련법'으로
자율신경을 조절한다

KEY WORD   자율훈련법 / 알파파 / 멀티태스킹

TO DO LIST   ☐ 자신의 몸 상태를 의식하며 '자율훈련법'으로 자율신경을 조절
하자.

'자율훈련법'을 통해 자신의 상태를 스스로 조절하자

앞에서 이야기한 심박수·맥박 측정을 통해 부교감신경이 잘 활
성화되지 않고, 자율신경의 균형이 흐트러졌다는 사실을 파악했다
면 자율신경을 조절해 피로를 해소해야 한다. 이럴 때 내가 운동선
수들에게 추천하는 방법은 '자율훈련법'이다. 스스로 손발의 무게,
온기, 심장 박동, 호흡 리듬을 의식하며 부교감신경을 활성화하고
자율신경이 균형을 이루게 하는 방법이다.

자율훈련법은 독일의 정신건강의학과 의사 요하네스 H.슐츠가 1932년에 체계화했고, 캐나다의 심리학자 볼프강 루테가 새롭게 구성했다. 이 훈련법은 자율신경을 조절해 긴장을 이완시키고, 스트레스도 덜어준다. 일본 분쿄대학 심리학과의 이시하라 이치 교수는 자율훈련법을 실시하면 혈압이 내려가고, 이완될 때 나오는 뇌파인 알파(α)파가 증가한다고 발표했다.

　늘 바쁘게 지내고 스트레스와 피로를 쌓아둔 채 살아가는 현대인은 멀티태스킹에 뛰어나지만 아무것도 하지 않는 상태를 견뎌내지 못한다. 자율훈련법은 무언가를 하면서 휴식을 취하는 방법이기 때문에 멀티태스킹에 익숙한 현대인에게 잘 맞다. 다만 자율훈련법은 암시의 일종이기에 의심이 많은 타입이라면 꺼려지는 마음이 앞설지도 모르겠다. 효과를 믿고 먼저 실천해보는 자세로 임하면 좋겠다.

자율훈련법을
실제로 해보자

KEY WORD 준비 단계 / 여섯 가지 단계

TO DO LIST ☐ 주의사항에 유의하면서 일상생활 중 자율훈련법을 실천해보자.

단계별 자율훈련법

자율훈련법에는 준비 단계에서부터 이후 여섯 가지 단계로 이뤄지는데 1단계부터 순서대로 실천해보자. 마지막 단계까지 도달하기 전에 졸음이 오거든 그대로 자면 된다.

내가 지도하는 운동선수들도 거의 1단계나 2단계를 실시하는 도중에 졸음이 온다고 했다. 자율신경이 흐트러져 쉽게 잠들지 못하는 사람은 밤에 잘 준비를 마치고 시도해보면 좋겠다.

자율훈련법

- 전체 과정을 다 실시하는 데 걸리는 시간은 1~2분이다. 길어도 3~4분 이내에 끝낸다.
- 하루에 전체 과정을 1~2회 실시한다. 4회 이상은 실시하지 않는다.
- 편하고 조용한 환경을 고른다. 미리 화장실에 다녀온다.
- 잠들기 좋은 복장으로 실시한다. 손목시계는 풀어놓고 스마트폰은 멀찍이 둔다.

기본 자세

매트를 깔고 바닥(혹은 침대)에 똑바로 눕는다. 양쪽 다리를 허리너비만큼 벌리고, 손바닥은 위를 향하게 둔 상태에서 쭉 펴고 몸 옆에 둔다.

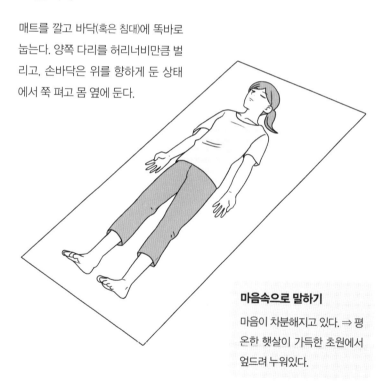

마음속으로 말하기

마음이 차분해지고 있다. ⇒ 평온한 햇살이 가득한 초원에서 엎드려 누워있다.

마음을 차분히 가라앉힌다

척추를 곧게 편 상태에서 눈을 감고 숨을 내쉬며 어깨와 척추에 들어간 힘을 천천히 뺀다. 깊은 심호흡을 천천히 여러 번 실시한 후 평소 호흡으로 돌아온다.

1단계

양쪽 팔과 다리의 무게를 느낀다

평소에 주로 쓰는 팔, 다리부터 시작한다(감각이 발달한 팔, 다리부터 시작하면 무게를 느끼기 쉽다). 팔은 한쪽 팔에서 양쪽 팔로, 어깨와 연결된 팔 부위부터 시작하여 팔 전체를 의식한다. 다리는 한쪽 다리에서 양쪽 다리로, 다리가 연결된 고관절부터 발끝까지 의식한다.

> **마음속으로 말하기**
> 오른쪽 팔이 무겁다. 오른쪽 팔이 무겁다. ⇒ 왼쪽 팔이 무겁다. 왼쪽 팔이 무겁다. ⇒ 양팔이 무겁다. 양팔이 무겁다. ⇒ 마음이 차분해진다. ⇒ 오른쪽 다리가 무겁다. 오른쪽 다리가 무겁다. ⇒ 왼쪽 다리가 무겁다. 왼쪽 다리가 무겁다. ⇒ 양다리가 무겁다. 양다리가 무겁다. ⇒ 마음이 차분해진다. ⇒ 양팔이 무겁다. 양팔이 무겁다.

2단계

마음속으로 말하기

근육이 이완되면 말초 혈관이 확장되어 혈류량이 늘고 피부 온도가 높아진다. 이때 생기는 온기를 의식한다. 맥박이 심하게 뛰는 듯한 느낌이 들면 마음속으로 '따뜻해'를 '따뜻한 느낌이 들어'로 바꿔 말해본다.

마음속으로 말하기

양팔이 따뜻하다. 양팔이 따뜻하다. ⇒ 양다리가 따뜻하다. 양다리가 따뜻하다. ⇒ 양팔, 양다리가 따뜻하다. 양팔, 양다리가 따뜻하다.

3단계

심장의 고동을 느낀다

자연스럽게 천천히 뛰는 심장의 고동을 느낀다. 심박수를 줄이려고 하지 않아도 된다. 심장 질환이 있는 사람은 실시하지 않는다.

마음속으로 말하기

심장이 조용히 규칙적으로 뛴다. 심장이 조용히 규칙적으로 뛴다.

4단계

편안한 호흡을 느낀다

심신의 안정이 더욱 깊어지도록 자연스럽게 호흡하며 공식을 반복하는 일에만 집중한다. 호흡기 계통 질환이 있는 사람은 실시하지 않는다.

마음속으로 말하기

편안하게 호흡 중이다. 편안하게 호흡 중이다. ⇒ 호흡이 편안하다. 호흡이 편안하다.

배에 온기를 느낀다

폐에서 따뜻해진 공기가 배 쪽에 흘러들어가는 이미지를 떠올린다. 소화기 계통 질환이 있는 사람, 저혈당이 발생할 수 있는 당뇨병 환자는 실시하지 않는다.

마음속으로 말하기

배가 따뜻하다. 배가 따뜻하다. ⇒ 위 주변이 따뜻하다. 위 주변이 따뜻하다.

이마가 시원하다고 느낀다

이제껏 온기를 느껴보는 공식이었지만 마지막은 '머리 식히기'로 상쾌하게 마무리한다. 이마 표면에 시원한 바람이 불어오는 이미지를 연상하며 실시한다. 편두통, 머리 외상 후유증, 머리에 이상 소견이 있는 사람은 실시하지 않는다.

마음속으로 말하기

이마가 쾌적하고 시원하다. 이마가 쾌적하고 시원하다.

일상생활을 할 수 있는 수준까지 의식을 회복한다

일상생활을 할 수 있는 수준까지 의식을 회복하도록 마무리 동작을 실시한다. 단계를 여러 차례 반복할 때 반드시 한 번씩 실시한다.

누워서 움직이기

양팔을 쭉 펼쳤다가 모으고(5번 반복) ⇒ 다음으로 팔꿈치를 굽혔다가 펴고(3번 반복)
⇒ 마지막으로 심호흡을 하면서 등을 쭉 편다.

자율훈련법은 처음부터 마지막까지 순서대로 실시해야 효과적
이다. 다만 모든 과정을 한 번에 완전히 익히기는 어려우니 시도하
기 쉬운 것부터 실천해도 괜찮다. 긴장을 풀기 위해 시합 10분 전, 1
단계만 실시해 여유로운 상태를 유지하는 선수도 있다. 전체 과정은
약 6개월에 걸쳐 완전히 익혀보자.

일상생활 중 가볍게 실천할 수 있는 자율훈련법

취침 전이라면 그대로 잠들도록 침대 위에서 실시하는 편이 좋지
만 그렇지 않은 상황에서도 자율훈련법을 실천해 자율신경을 조절
해볼 수 있다.

자율훈련법은 전철이나 버스 좌석 혹은 업무 중 의자에 앉아서도
간단히 실천해볼 만하다. 이때 양다리를 어깨너비만큼 벌리고 무릎
을 가볍게 구부린다. 양손은 손바닥이 아래를 향하게끔 무릎 위에
둔다.

예를 들어 이직을 위한 면접에 참여하려고 전철이나 버스로 이동
중 '모처럼 최종면접까지 왔는데 실패하면 어쩌나' 하고 마음이 불

안해지면 점점 긴장되어 교감신경이 활성화된다. 교감신경이 활성화된 상태에서 면접에 임하면 긴장이 고조되어 면접에 실패할 가능성이 있다.

긴장하기 시작했다는 느낌이 들면 앉은 상태에서 가볍게 눈을 감고 천천히 호흡을 실시하며 1단계 또는 2단계를 실천해보자. '오른팔이 무겁다', '왼팔이 무겁다', '오른 다리가 무겁다', '왼 다리가 무겁다', '오른팔이 따뜻하다', '왼팔이 따뜻하다', '오른 다리가 따뜻하다', '왼 다리가 따뜻하다'라고 마음속으로 말하는 정도라면 전철이나 버스로 한 정거장을 통과하는 사이에 끝낼 수 있다.

'면접에 실패하면 어쩌지' 같은 미래를 향한 불안도 현재의 손과 발에 집중하는 동안 어느새 수그러든다. 면접에도 자연스러운 태도로 임할 수 있게 된다.

온라인으로 실시하는 중요한 프레젠테이션이나 회의를 앞두고 있을 때 역시 '제대로 전달할 수 있을까'라고 걱정하는 순간, 긴장으로 인해 교감신경이 활성화되기 쉽다.

그럴 때는 시작 5분 전, 의자에 앉은 상태에서 가볍게 눈을 감고 호흡하며 '오른팔이 무겁다' 등을 마음속으로 말해보자.

자율훈련법을 생활 습관으로 만든 후, 긴장되거나 떨려서 맥박이 빨라진 듯한 기분이 들 때 가볍게 시도하길 바란다. 이러한 시도가 습관이 되면 자율신경 조절을 통해 피로를 해소하기 쉬워진다.

전철 안에서도 자율훈련법을 시도해본다

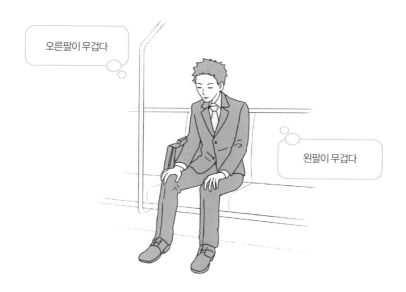

12

요가를 활용한
체조

KEY WORD   요가 / 정적 스트레칭 / 동적 스트레칭

TO DO LIST   □ 과거나 미래 대신 현재를 의식한다.

□ 정적 스트레칭과 동적 스트레칭을 혼합한 체조를 해보자.

현재의 자신에게 집중해야 한다

요가는 스트레칭이나 근육운동 같은 요소를 포함하는 동시에 자율훈련법처럼 양팔과 양다리를 의식하며 긴장과 불안을 잠재우고 자율신경의 균형을 조절하는 효과가 있다. 요가는 동작 하나하나를 자신에게 맞춰 천천히 실시하므로 운동에 소질이 없다고 여기는 사람이나 몸을 움직이는 일에 익숙지 않은 사람도 시도하기 쉬워서 좋다. 또 일상생활에서 하지 않는 움직임이 많아 몸의 동작에만 집중

하게 된다는 점도 큰 장점이다.

요가에는 다리를 크게 벌려 발끝이 바깥을 향하게 두고 발 옆에 손을 짚은 상태에서 숨을 내쉬며 몸을 크게 비트는 동작 등이 있다. 호흡을 실시하며, 일상생활에서는 절대 취할 일이 없는 자세를 만들고자 노력하는 동안 어느새 머릿속 잡념은 사라지고 현재에 집중하게 된다.

불안과 긴장으로 교감신경이 흥분하는 이유는 과거와 미래에 의식을 둔 탓이다. 자율훈련법이나 요가처럼 '자신의 몸이 지금 어떤 상태인지' 현재에 의식을 집중하면 과거도 미래도 잠시 잊게 된다.

어린 아이들은 과거나 미래를 신경 쓰지 않고 언제나 현재 상황에 전력투구한다. 웃는 얼굴로 공원을 뛰어다니는 모습을 보면 '아이들은 참 순수해서 좋겠다.'는 생각을 하게 되는데, 어른도 아이처럼 현재에 몰입해야 한다.

정적 스트레칭과 동적 스트레칭의 조합

나는 요가를 지도하진 않지만 요가처럼 현재에 집중하여 평온함을 느낄 수 있는 체조를 지도한다. 나는 와세다대학교 익스텐션 센터에서 일반 시민을 위한 '몸도 마음도 상쾌해지는 스트레칭 강좌'를 맡고 있다. 여기서 하반신을 단련하는 근육운동 전, 워밍업으로 이 체조를 실시한다.

일반적으로 워밍업 체조를 할 때는 같은 동작을 여러 차례 반복하거나 같은 자세를 지속하는 스트레칭을 실시한다. 하지만 이러한 스트레칭은 간단하여 같은 동작과 자세를 취하는 동안 '아직 처리하지 못한 일이 있는데 어떡하지' 하고 쓸데없는 생각에 빠지기 쉽다.

내가 가르치는 체조는 같은 동작을 반복하는 대신 가만히 머무는 시간을 줄여 요가처럼 계속 다른 동작을 천천히 이어나가도록 구성했다. 즉 정적 스트레칭과 동적 스트레칭을 조합했다. 기쁘게도 수강생들은 "몸도 마음도 편안해졌다.", "요가가 좋다는 친구의 말이 무슨 뜻인지 이제야 알 것 같다."는 후기를 많이 들려주었다. 몸을 의식하며 머릿속을 비우니, 몸도 마음도 상쾌해졌으리라 짐작한다.

지금부터 정적 스트레칭과 동적 스트레칭을 조합한 체조를 소개하고자 한다. 10~15분 정도면 마칠 수 있으니 머리가 묵직하게 느껴지거나 긴장으로 맥박이 빨라졌을 때 시도해보자. 자율신경을 균형 있게 조절할 수 있다.

동적 스트레칭과 정적 스트레칭을 조합한 체조 1

※ 5~10세트 반복한다.

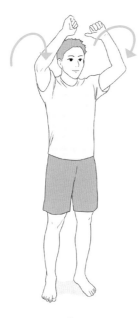

1 팔꿈치를 돌리는 동작

양발을 허리너비만큼 벌리고
서서 어깨 주변을 움직인다.
팔꿈치로 크게 원을 그리듯
천천히 5번 돌린다.

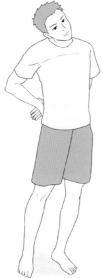

2 손목을 잡는 동작

허리 뒤로 손목을 잡고 옆으
로 당기며 머리도 옆으로 기
울인 상태에서 5초 유지한다.
반대쪽 팔도 동일하게 실시
한다.

동적 스트레칭과 정적 스트레칭을 조합한 체조 2

※ 왼발과 오른발 전부 합쳐서 1~3세트 실시한다.

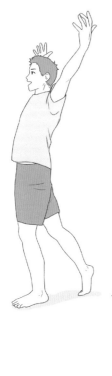

1 처음 동작

왼발을 앞으로 오른발을 뒤로 벌리고 양팔을 위로 들어 올려 쭉 뻗는다.

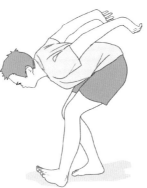

2 숙이는 동작

이 상태에서 몸을 앞으로 숙이고 팔을 뒤로 뻗는다. 상체를 앞으로 깊게 숙인 상태에서 다시 몸을 늘리며 처음 동작으로 돌아온다. 5번 반복한다.

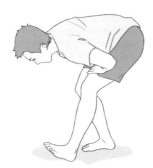

3 늘이는 동작

마지막으로 몸을 숙이면서 숨을 내쉬고, 엉덩이를 뒤로 당겨 허벅지 뒤쪽부터 엉덩이까지의 근육을 늘인다. 이 상태에서 5초 유지한다.

동적 스트레칭과 정적 스트레칭을 조합한 체조 3

※ 오른쪽과 왼쪽 전부 합쳐서 1~3세트 실시한다.

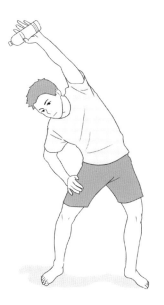

1 늘이는 동작

물을 넣은 500mL 페트병 무게 정도의 물건을 왼손에 쥐고 양발을 어깨너비만큼 벌려선다. 숨을 들이쉬고 내쉴 때 페트병을 머리 위로 들어 올리며 왼쪽 옆구리를 늘인다.

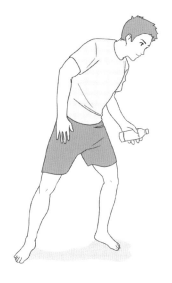

2 구부린 동작

몸을 늘인 자세에서 페트병을 아래로 내리고 왼쪽 옆구리를 천천히 구부린다. 구부린 자세에서 숨을 들이쉬고 내쉬며 다시 몸을 늘인다.

지치지 않는 몸을 위한 운동

피로가 느껴지는 정도의 운동이 중요하다

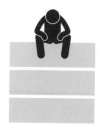

13

지치지 않는 몸을
만들 수 있는 운동

KEY WORD 근력 / 스태미나

....

TO DO LIST □ 지치지 않기 위해 '몸이 피곤해지는 운동'을 습관화하자.

지치지 않으려면 체력이 필수

지치지 않으려면 운동을 통해 체력을 길러야 한다. 체력을 구성하는 주요 요소에는 근력과 스태미나가 있다. 근력과 스태미나를 기르려면 약해진 근육에 자극을 주며 단련을 거듭해야 한다. 근육을 만드는 단백질을 열심히 섭취한들 운동으로 자극을 주지 않으면 근력과 스태미나를 키우기 어렵다.

운동 부족으로 금세 지치는 사람들은 1km 달리기도 겨우겨우 해내고 달리기를 마치면 자리에 주저앉아 한동안 일어서지 못한다. 이러한 사람들도 운동을 통해 체력을 기르면 10km를 뛰어도 지치지 않는 몸을 만들 수 있다.

지치지 않는 몸을 만들려면 피로를 느낄 정도로 다소 힘든 운동을 해야 한다. 피로를 느낄 만한 운동은 체력을 길러줄 뿐만 아니라 체내 환경을 개선해 피로를 극복하도록 돕는다. 역설적이지만 지치지 않기 위해서는 반드시 몸이 피곤해지는 운동을 해야 한다.

14

쉽게 찾아오는 피로를
적절히 억제한다

KEY WORD 중추 피로 / 말초 피로 / 대사 피로 / ATP / 혈장 단백질 완충계 /
레이어 트레이닝 / 젖산

TO DO LIST □ 가벼운 부하를 여러 번 반복하는 '레이어 트레이닝'으로 지치
지 않는 몸을 만들자.

지치지 않는 몸 만들기에 운동이 필요한 두 가지 이유

'지치지 않는 몸을 만들려면 반드시 피곤해지는 운동을 해야 한
다'는 말에 고개를 갸웃하는 사람이 있을지도 모르겠다.

우선 왜 피곤해지는 운동이 필요한지 안내하겠다. 결론부터 말하
자면 피곤해지는 운동이 필요한 이유는 중추 피로와 말초 피로에 견
뎌낼 힘을 기르기 위해서다.

중추 피로는 체력이 실제 한계를 넘어서 몸 상태가 기진맥진해지기 전에 동작을 멈추라는 신호다.

체력이 '더이상 안 되겠다!' 하고 한계를 느끼는 이유는 대사 피로와 관련이 있다. 대사 피로는 몸을 움직이는 대사 시스템이 기능을 다하지 못할 때 발생한다.

몸을 움직이는 원동력은 근육이며, 근육을 움직이려면 산소와 에너지가 반드시 필요하다.

자세히 설명하자면, 근육을 움직이는 직접적인 에너지원은 ATP(아데노신삼인산)라는 물질이다. ATP는 근육을 포함한 모든 세포의 에너지다. 딱히 운동을 하지 않아도 우리 몸은 하루에 체중과 동일한 양의 ATP를 요구한다. 체중이 60kg라면 ATP도 60kg만큼,

┃ 중추 피로

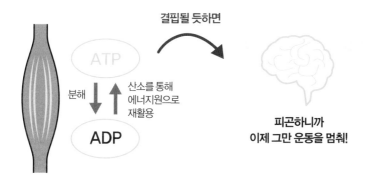

071

체중이 70kg라면 ATP도 70kg만큼 필요하다.

하지만 체내에 저장된 ATP는 수백 그램 정도다. 그런데도 체중과 동일한 양의 ATP를 합성할 수 있는 이유는 ATP가 항상 재활용되기 때문이다. ATP가 분해되어 에너지가 발생하면 ATP는 ADP(아데노신이인산)로 바뀐다. ADP는 산소와 당질, 지방산과 같은 에너지원을 활용해 ATP로 재활용한다.

산소와 에너지원이 끊겨 ATP를 재합성하는 대사회로가 순환이 어려워지면 근육도 장기도 움직이지 못해 결국 죽게 된다. 이렇게 되기 전에 뇌는 '지쳤으니까 이제 그만 운동을 멈춰'라는 위험 신호를 보낸다. 이 신호가 바로 중추 피로다. 몸을 지키기 위한 안전장치인 셈이다.

10km를 충분히 뛰는 달리기 선수라도 자신의 한계 속도로 42.195km 마라톤 풀코스를 달리면 후반에는 기진맥진한 상태가 된다. 하지만 결승점이 보이기 시작해 이제 조금만 더 분발하면 된다고 알게 된 순간, 다리가 가벼워져 속도를 높이게 되는 사례가 종종 있다.

정상급 마라톤 선수가 결승점이 있는 경기장 주회 코스에 들어온 순간 기어를 바꾼 듯 속도를 맹렬하게 높이는 장면을 TV로 본 적이 있을 것이다. 결승점을 눈앞에 두고 가장 지쳐 있을 때, 속도를 높일 수 있는 이유는 산소와 에너지원이 끊어져 ATP가 고갈될 걱정을 안 해도 되기 때문이다. 힘을 남겨둘 필요가 없으니 중추 피로는 더이상 몸을 제어하지 않는다.

한계에 다다르기 직전에 몸을 제어하려면 반드시 중추 피로가 필요하다. 하지만 운동 부족으로 움직이는 행위에 익숙지 않으면 중추 피로가 지나치게 빨리 작동한다. 운동을 별로 하지 않은 탓에 앞으로 언제까지 ATP가 재합성될지 예측이 불가능하여 아직 움직일 수 있는데도 서둘러 제어한다.

나의 고객 중에도 함께 첫 조깅을 했을 때 매우 느린 속도로 달렸는데도 불구하고 '죽을 것 같이 괴로웠다!'며 울상 짓던 사람이 있었다. 하지만 1개월도 채 안 된 시점에서는 속도를 올려도 가뿐하게 달리게 되었다.

이러한 변화는 체력이 향상되었다기 보다는, 운동에 익숙해져 어느 정도까지 힘을 남겨두면 될지 정확히 파악했기 때문에 생긴다. 중추 피로가 시기적절하게 제어할 수 있게 된 셈이다.

중추 피로의 제어를 적절히 조절하고 쓸데없는 피로를 느끼지 않으려면 피곤해질 정도의 고강도 운동이 필요하다.

말초 피로를 일으키지 않으려면

다음으로 말초 피로에 대해서 알아보자. 말초 피로는 근육 내에서 생긴다. 근육을 계속 쓰면 움직임이 나빠지는 메커니즘에 따른 현상이다.

오랜 시간 동안 말초 피로가 발생하는 원인은 젖산에 있다고 여겨왔다. 지금도 젖산을 피로 물질로 간주하는 사람이 적지 않다.

하지만 젖산 그 자체는 피로 물질이 아니다. 몸이 지칠 정도로 운동을 할 때 근육 내에서 젖산이 대량으로 생산되기는 한다. ATP가 대량으로 재활용될 때는 젖산이 늘어나기 때문이다.

젖산은 에너지원으로 재생되지만 피로를 느끼는 운동을 계속하면 일시적으로 근육 내에 축적되고 체내의 물과 반응해 수소이온을 만들어낸다. 이로 인해 근육 내 pH는 산성으로 기운다.

호메오스타시스(생체항상성)로 인해 근육뿐만 아니라 체내의 pH는 항상 약알칼리성을 유지하며, ATP를 재합성하는 효소의 기능도 약알칼리성으로 작용하게끔 되어 있다. 하지만 근육 내 젖산이 늘어나 수소이온이 과다해지면 pH가 산성으로 기운다. 산성이 되면 ATP를 재합성하는 효소의 작용도 둔해져 결국 에너지 부족으로 말초 피로가 발생한다.

말초 피로의 발생을 막으려면 수소이온을 중화해 pH를 약알칼리성으로 유지할 물질이 필요하다. 이 물질 중 하나는 혈액 속 단백질이다.

체내 pH가 산성으로

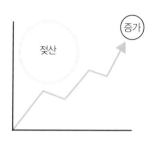

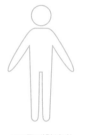

ATP를 재합성하는
효소 기능이 둔해진다

단백질을 구성하는 아미노산은 수소이온을 끌어당기는 성질을 지닌 아미노산과 수소이온을 방출하는 성질을 지닌 카복실기를 가지고 있어 pH를 조절하는 역할을 한다. 이를 '혈장 단백 완충계'라고 한다.

말초 피로를 막기 위해서는 '혈장 단백 완충계'가 강화되어야 한다. 이때 몸이 피곤해질 정도의 운동이 반드시 필요하다.

젖산이 쌓일 정도의 고강도 운동을 지속할 때는 이 상황에 대응하기 위해 '혈장 단백 완충계'가 강화된다. 이로 인해 pH의 조절 능력이 높아지면 젖산이 수소이온으로 바뀌지 않고 젖산인 상태에서 ATP 재생을 위한 에너지원으로 활용되면서 말초 피로를 좀처럼 못 느끼게 된다.

이와 같이 중추 피로와 말초 피로에 굴복하지 않는 몸을 만들려면 피곤해질 정도의 고강도 운동이 필요하다.

그렇다면 고강도 운동이란 무엇일까. 고강도라고 하면 보디빌딩이나 웨이트 리프팅 등 꽤 무거운 기구를 들어 올리는 운동을 흔히들 떠올리겠지만 그렇지 않다. 안심해도 괜찮다. 나는 선수들에게 중추 피로와 말초 피로에 굴복하지 않는 몸을 만들도록 레이어(layer) 트레이닝을 지도한다.

레이어 트레이닝은 저부하 운동을 여러 차례 반복하는 운동이다. '저부하×고횟수'가 특징이다. 가벼운 운동을 몇 번이고 반복하면 된다.

운동 강도는 '부하×횟수'이니 저부하 운동이라도 여러 차례 반복해서 실시하면 고강도가 된다. 반대로 무거운 부하라도 정해진 횟수만 실시하면 고강도 운동이 되지 않는다. 예를 들어 10kg 덤벨을 100회 들었다 내리면 총 중량은 10×100=1000kg이 된다. 더 무거운 30kg 덤벨을 30회만 들었다 내리면 총 중량은 900kg이니 전자의 운동 강도가 높다고 봐야 한다.

무거운 기구를 들어 올리는 운동은 고부하에 속하니 횟수를 늘리기 어렵다. 결과적으로 '고부하×저횟수'로 끝난다. 저횟수라면 중추 피로와 말초 피로가 발생하기 전에 운동이 끝나버리므로 피로에 견디는 능력을 기르기는 어렵다. 다만 근력이 높아지고 힘이 생기는 효과는 있다.

▌ 저부하 운동을 반복한다

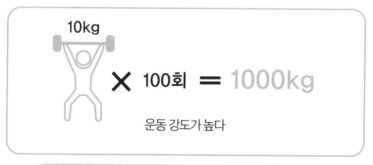

15

운동을 습관화하는
'플러스 원 트레이닝'

KEY WORD　　플러스 원 트레이닝 / WHO의 운동 가이드라인

TO DO LIST　　☐ 평소에 하는 운동에 한 가지를 더 추가해 실시한다.

앞장에서 소개한 '레이어 트레이닝'을 운동선수에게 지도할 때는 같은 움직임을 몹시 지칠 때까지 수백 번 반복하게 한다. 그래야 중추 피로와 말초 피로를 견뎌내는 체질로 거듭난다.

　저부하라 할지라도 체력이 완전히 소모될 때까지 반복하는 레이어 트레이닝은 운동선수에게도 꽤 벅차다. 시간도 걸린다. 그래서 일반 사람에게 레이어 트레이닝 대신 권하고 싶은 운동은 '플러스 원 트레이닝'이다. 레이어 트레이닝을 일반인도 시도해볼 수 있도록 구성한 것이다. 플러스 원 트레이닝은 이름 그대로 평소에 실시하는

운동에 무언가 하나를 추가하며 실시하는 방식이다.

체력을 위한 트레이닝에는 크게 유산소운동과 근육운동이 있다. 유산소운동은 산소를 통해 체지방을 태우면서 하는 운동으로, 스태미나를 키우거나 체중 감량에 도움을 준다. 빠르게 걷기, 조깅, 달리기, 자전거, 수영, 댄스 등이 대표적인 유산소운동이다. 근육운동은 근육에 부하를 가하며 하는 운동으로, 약해진 근육을 강하게 만들고 근력을 높인다. 근육운동에는 자신의 체중을 이용한 체중 부하 운동, 덤벨이나 바벨 등의 기구를 활용한 운동이 있다.

스태미나를 키우고 근력을 높여 지치지 않는 몸을 만들려면 유산소운동, 근육운동 모두 필요하다. 각각 어느 정도 필요한지는 목적에 따라 다르지만 세계보건기구(WHO)의 운동 가이드라인에서 제시한 내용은 다음 표와 같다. 운동에 익숙하지 않은 사람이 단번에 이 가이드라인을 달성하기는 어렵다. 우선 플러스 원 트레이닝으로 운동 습관을 기르며 천천히 가이드라인에 한 걸음씩 다가서보자.

WHO의 운동 가이드라인 (만 18~64세)

- 주 150~300분 정도의 유산소운동 혹은 주 75~150분 정도의 격렬한 유산소운동
- 주 2회 이상, 주요 근육을 단련히는 근육운동

16

플러스 원 트레이닝
①유산소운동

KEY WORD   유산소운동 / 빠르게 걷기 / 조깅 / 미소를 유지할 수 있는 속도 /

안정 시 심박수 / 최대 심박수 / 카르보넨 공식 / 목표 심박수

TO DO LIST   ☐ 자세를 바로 하고 팔을 크게 흔들며 보폭을 넓혀 빠르게 걷자.

☐ 빠르게 걷기에 익숙해지면 서서히 조깅으로 바꿔보자.

☐ 달리는 속도는 웃는 얼굴로 타인과 대화를 나눌 정도가 되도

록 맞춘다.

유산소운동의 플러스 원

우선 유산소운동인 플러스 원 트레이닝에 대해 생각해보자.

가장 간편하게 실시할 수 있는 유산소운동은 빨리 걷기다. 산책할

때처럼 어슬렁어슬렁 걷는 대신 자세를 바로잡은 상태에서 팔을 크

게 흔들고 보폭을 넓히며 활기차게 걷는다.

예를 들어 부족한 운동을 채우고자 일부러 한 정거장 앞에서 내려 빠르게 걷는 습관을 들인 사람이 있다고 하자. 한 정거장 거리만 빠르게 걷는 것은 지치지 않는 몸 만들기 운동으로는 다소 부족하다. 이때 빠르게 걷고 난 후, 플러스 원 발상으로 운동을 한 가지 더 추가해보자.

회사에서 가장 가까운 역보다 한 정거장 앞에서 내려 빠르게 걸었다면 회사에 도착한 후에는 엘리베이터나 에스컬레이터를 이용하는 대신 계단을 뛰어 올라간다. 집이 아파트라면 퇴근 후 귀가할 때도 집에서 가까운 역보다 한 정거장 앞에서 내려 빠르게 걷고 엘리베이터 대신 계단을 뛰어 올라 집에 들어가자. 걷는 길에 육교가 있다면 뛰어 올라가보자.

│ 유산소운동을 이어나가는 법

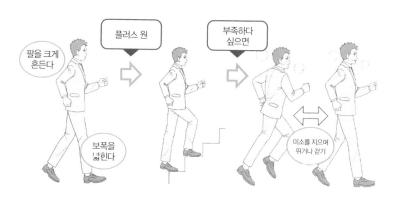

운동을 다 마친 후, '이제 더이상 계단을 오르지 못하겠다'고 느낄 정도의 피로가 이상적이다. 약간 부족한 느낌이 들면 다음부터는 한 정거장 앞이 아니라 두 정거장 앞에서 내려 빠르게 걷고, 마찬가지로 계단을 뛰어 올라가보자. 점차 이 운동이 부족하게 느껴지면 그때부터는 조깅에 도전한다.

갑자기 달리지 말고, 빠르게 걷기 시작해서 가볍게 뛰고, 힘들면 다시 빠르게 걷는다. 이렇게 '빠르게 걷기 ⇒ 조깅 ⇒ 빠르게 걷기 ⇒ 조깅'을 반복한다. 달리기에 익숙해지면 빠르게 걷는 시간을 점점 줄이고 처음부터 끝까지 조깅을 할 수 있도록 노력해보자. 조깅을 마친 후에 '피곤하지만 즐거운 시간이었어. 내일도 뛰어야지'라고 생각할 여유가 생긴다면 더할 나위 없이 바람직하다.

유산소운동을 이제 막 시작한 단계일 때 '빠르게 걷기는 괜찮지만 달리기는 자신 없다'고 말하는 사람이 의외로 많다. 달리기에 자신 없어 하는 사람들은 대체로 지나치게 빠른 속도로 달리는 경향이 있다. 지치기 전까지 오랫동안 달릴 수 있는 속도의 상한선은 '약간 힘들다'고 느낄만한 정도다. 숨이 가볍게 차오르지만, 결코 가빠지는 상태는 아니다. 가령 친구와 함께 달린다면 웃는 얼굴로 오래 대화를 나눌만한 정도의 속도다. 즉 미소를 유지할 수 있는 속도라고 기억하면 된다.

달리는 동안 심박수를 측정해주는 스마트워치나 러닝 워치가 있다면 심박수를 활용해 더욱 정확한 속도를 설정할 수 있다.

심박수로 운동 강도를 설정할 때 안정 심박수와 최대 심박수를 기준으로 삼는다. 안정 심박수는 기상 후 침대에서 일어나 측정한다. 최대 심박수는 한계에 다다를 정도로 운동할 때 잰 심박수다. '최대 심박수≒220-나이'라는 공식을 활용해 간단하게 도출해보자. 예를 들어 30세라면 '220-30=1분당 190박'이 최대 심박수다.

안정 심박수와 최대 심박수를 파악했다면 '카르보넨 공식'을 활용해 운동 시 유지해야 할 목표 심박수를 설정한다. 공식은 다음과 같다.

카르보넨 공식을 활용해 목표 심박수를 계산하는 법

목표 심박수＝[최대 심박수－안정 심박수] × 목표 운동 강도＋안정 심박수

목표 운동 강도는 최대 심박수의 몇 퍼센트로 운동할지에 따라 결정한다. 지치지 않는 체질을 만들기 위해서 조깅을 한다면, 최대 심박수의 60~80%가 적절하다고 볼 수 있다.

30세에 안정 심박수가 70, 최대 심박수가 190인 사람이 최대 심박수의 60%로 조깅을 한다면, (190-70)×0.6+70으로 계산하여 1분당

142박을 유지하며 달리는 편이 좋다고 할 수 있다.

WHO 가이드라인에 따른다면 최대 심박수의 60%가 '중간 정도의 유산소운동', 최대 심박수의 80%가 '격렬한 유산소운동'이라고 말할 수 있다. WHO 가이드라인은 주 단위로 맞춰져 있으니 생활방식에 맞춰 빈도나 유지 시간을 조정해보자.

17

플러스 원 트레이닝
② 근육운동

KEY WORD 근육운동 / 체중 부하 운동 / 초회복 / 스쿼트 / 프런트 런지 / 푸
시업 / 브이 싯업 / 딥스 / 분할 루틴

TO DO LIST ☐ 각 근육운동은 10회×3세트부터 시작하자.
☐ 익숙해지면 1세트 당 횟수와 세트 수를 조금씩 늘리자.
☐ 2~3일에 한 번 정도 실시한다.
☐ 시간적 여유가 없을 때는 운동을 다양한 루틴으로 나누는 '분
할 루틴'을 활용하자.

체중 부하 운동의 플러스 원

이제부터는 근육운동에 대해 안내하겠다. 근육운동은 꼭 헬스클
럽에 다니지 않아도 집에서 충분히 시도해볼 수 있다. 바로 자신의
체중을 부하로 이용한 체중 부하 운동이다. 스쿼트, 푸시업, 브이 싯

업이 여기에 포함된다.

　체중 부하 운동도 플러스 원 감각으로 트레이닝을 늘리는 데 도움이 된다. 스쿼트를 하루에 10회×3세트 할 수 있다면 1세트 당 횟수를 늘리거나, 세트 수를 늘리거나 혹은 두 방법 모두 실시한다. 15회×3세트 또는 10회×4세트 또는 12회×4세트로 늘리는 식이다. 이때도 '더이상 못하겠다.' 싶을 정도로 피로를 느끼도록 강도를 조절하자. 동작의 속도를 천천히 하면 같은 횟수 및 세트 수로도 강도가 올라간다.

　근육운동을 실시하면 피로가 쌓여 근력이 일시적으로 떨어진다. 단백질 등의 영양소를 충분히 섭취해서 48시간 정도 휴식을 취하면 근육은 회복되고 근력은 운동을 하기 전보다 높아진다. '초회복'이라 불리는 현상이다. 그래서 강도 높은 근육운동은 매일 하지 않고 2~3일 간격으로 실시하는 편이 바람직하다.

　종목을 늘리는 것도 '플러스 원'이 된다. 지금까지 스쿼트와 푸시업, 브이 싯업을 실시했다면 프런트 런지, 딥스와 같은 종목을 추가하자. 어느 종목이든 10회×3세트부터 시작하고, 1세트 당 횟수와 세트 수를 조금씩 늘리자. 참고로 스쿼트와 프런트 런지는 허벅지와 엉덩이, 푸시업은 가슴과 어깨, 브이 싯업은 복부, 딥스는 위팔(상완) 바깥쪽 근육을 위한 운동이다.

이 종목들만 실시해도 WHO의 권장에 맞춰 주요 근육운동을 시도할 수 있다. 2~3종목이라면 한꺼번에 실시할 수 있지만 종목이 더 늘어나면 다 하기엔 시간적 여유가 없을 것이다. 이럴 때 '분할 루틴'을 활용해볼 만하다. 운동을 몇 가지 루틴으로 나눠서 실시하는 방식이다.

예를 들어 스쿼트, 푸시업, 브이 싯업, 프런트 런지, 딥스와 같이 다섯 종목의 근육운동을 실시한다면 스쿼트, 푸시업, 브이 싯업 세 종목을 하나의 루틴으로 만든다. 그 외에 프런트 런지, 딥스를 또 하나의 루틴으로 만들고, 두 가지 루틴을 번갈아 가며 각각 주 2회 정도 실시하면 79쪽에서 언급한 WHO의 가이드라인을 충족하게 된다. 이제부터 올바른 운동 방법을 안내하겠다.

스쿼트

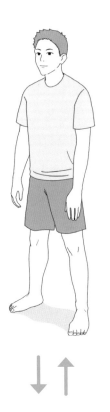

1 처음 동작 & 다시 제자리로 돌아온 동작

발은 골반보다 약간 더 넓게 벌린다. 발끝은 약간 바깥을 향하게 둔다. 양쪽 팔을 몸 옆에 두고 견갑골을 모으며 가슴을 편다.

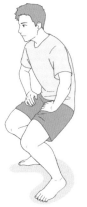

NG

엉덩이를 충분히 내밀지 않으면 무릎이 발끝보다 앞으로 나가 무릎에 부담이 갈 수 있다. 등이 말리지 않도록 한다.

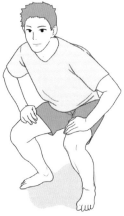

2 자세를 낮춘 동작

뒤에 놓인 의자에 앉는다는 느낌으로 양손을 허벅지에 얹고 엉덩이를 뒤로 내밀며 자세를 낮춘다. 양발에 체중이 균일하게 실린 상태에서 무릎을 4초에 걸쳐 천천히 펴면서 일어나 1번 자세로 돌아온다. 시선은 정면을 향하고 등은 쭉 편다.

푸시업

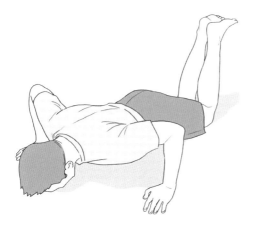

1 처음 동작

양 무릎을 구부려 바닥에 닿게 한다. 양손은 가슴 옆 연장선상에 넓게 벌려 짚고 손끝이 약간 바깥을 향하게 둔다. 허리를 굽히지 않고, 턱이 과하게 들리거나 등이 너무 말리지 않도록 한다. 몸을 일직선으로 유지한 상태에서 4초에 걸쳐 팔꿈치를 굽혀 몸을 아래로 낮춘다.

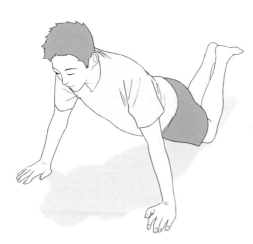

2 바닥을 미는 동작

1번 상태에서 양손으로 바닥을 미는 듯한 느낌으로 4초에 걸쳐 상체를 들어 올린다.

브이 싯업

1 처음 동작

바닥에 똑바로 눕는다. 양손을 머리 뒤에 대고
다리를 약간 들어 올려 무릎을 살짝 굽힌다.

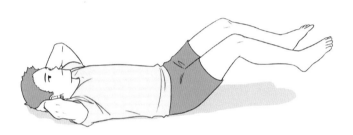

2 다음 동작

이 상태에서 V자를 만들
듯, 다리와 상체를 동시에
올려 양팔도 바닥과 수평
이 되도록 뻗는다. 3초에
걸쳐 천천히 처음 자세로
돌아온다. 반동을 사용하
지 않으며 반복한다.

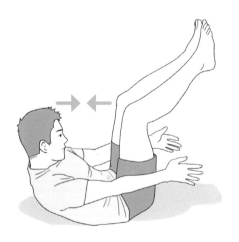

프런트 런지

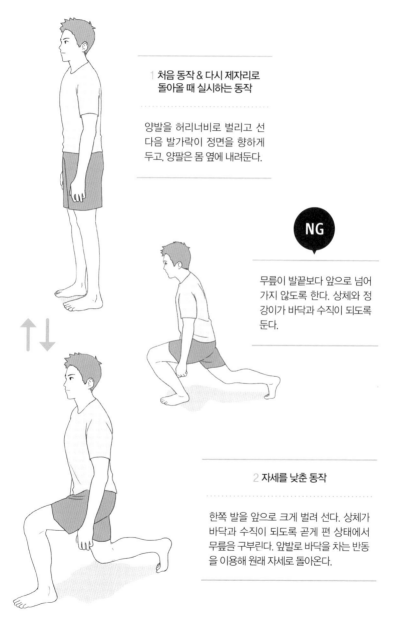

1 처음 동작 & 다시 제자리로
돌아올 때 실시하는 동작

양발을 허리너비로 벌리고 선
다음 발가락이 정면을 향하게
두고, 양팔은 몸 옆에 내려둔다.

NG

무릎이 발끝보다 앞으로 넘어
가지 않도록 한다. 상체와 정
강이가 바닥과 수직이 되도록
둔다.

2 자세를 낮춘 동작

한쪽 발을 앞으로 크게 벌려 선다. 상체가
바닥과 수직이 되도록 곧게 편 상태에서
무릎을 구부린다. 앞발로 바닥을 차는 반동
을 이용해 원래 자세로 돌아온다.

딥스

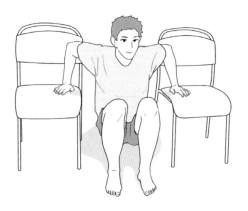

1 처음 동작

몸의 양옆에 의자를 두고 양손으로 짚는다. 다리를 약간 벌리고 앞으로 내민다. 이 상태에서 양 팔꿈치와 양 무릎을 구부리고 엉덩이를 낮춘다.

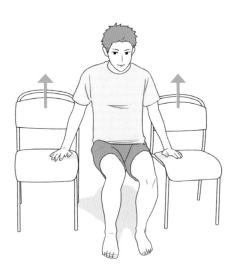

2 다음 동작

팔꿈치를 굽힌 상태에서 반동을 사용하지 않고 팔꿈치를 펴며 어깨부터 팔 주변 근육을 사용해 4초에 걸쳐 몸을 들어 올린 후 다시 4초에 걸쳐 1번 자세로 돌아간다.

18

심리 트레이닝
① 자기효능감

KEY WORD 습관 회귀 원리 / 자기효능감

TO DO LIST ☐ 자기효능감이 떨어지지 않도록 작심삼일을 부정하지 않는다.

매우 중요한 자기효능감

지치지 않는 몸을 만들기 위해 피로를 유도하는 플러스 원 트레이닝은 운동 습관이 전혀 없는 사람에겐 벅찰 수 있다.

플러스 원 트레이닝은 단기간에 기대했던 효과를 보긴 어렵다. 성과를 얻으려면 일정 기간 이상 꾸준히 운동을 해야 한다. 이제부터는 운동을 꾸준히 지속할 수 있는 비결을 안내하고자 한다.

먼저 알아두어야 할 점이 있다. 강한 동기부여를 가지고 운동을 시작해도 사람은 반드시 게으름을 피우게 되어 있다. 심리학에서는 무언가를 시작한 사람 중 약 80%는 일 년 이내에 예전 습관으로 돌아간다고 본다. 이를 습관 회귀 원리라고 표현한다. 그러니 운동을 꾸준히 하지 못하는 현상은 지극히 자연스러운 일이다. 운동을 3일도 못 가서 그만두었다고 해도 '무엇 하나 지속하질 못하네.', '나는 왜 이렇게 의지가 약할까.' 하고 자신을 탓하지 않길 바란다.

자신을 탓하기 시작하면 자기효능감이 떨어진다. 자기효능감이란 '나는 한다면 한다!'는 자신감이다. 자기효능감은 동기부여의 원천이다. 스스로 탓하는 일은 무언가를 꾸준히 하려는 의욕을 빼앗을 뿐이다.

┃ 습관 회귀 원리

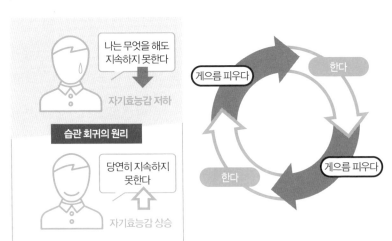

작심삼일을 자연스러운 현상으로 받아들이되 자기 자신을 절대 탓하진 말자. 그렇게 하면 자기효능감이 낮아질 일도 없으며 '다음에는 잘 해낼 거야. 또 다시 해보자.'라고 새롭게 한 발을 내디딜 수 있다.

만약 또 작심삼일로 끝나버린다고 해도, '게으름 피우다 ⇒ 한다 ⇒ 게으름 피우다 ⇒ 한다'를 끈기 있게 다시 시작하고 지속하자. 그렇게 하면 일 년 후에는 새로운 습관 들이기에 성공한 약 20%의 부류에 들어가게 된다. 작심삼일도 5번 반복하면 2주 이상 실천하는 셈이다.

지속 가능한지의 여부는 의지의 힘과 상관없이 '습관으로 만들 수 있는가 없는가'가 관건이다. 작심삼일을 몇 번이고 반복하는 사이에 조금씩 생활 습관으로 이어져 어느새 계속 실천하게 된다.

19

심리 트레이닝
② 2주간 도전

KEY WORD   새로운 습관 / 2주간 도전

TO DO LIST   ☐ 2주 동안, 유산소운동과 근육운동을 매일 번갈아 실시하면서
운동 습관을 들이자.

2주 동안 도전하며 습관을 들이자

우리가 새로운 습관을 형성하고자 할 때 기간이 어느 정도 필요할까?

전 세계의 연구자들이 조사를 실시하고 열띤 논쟁을 펼친 결과, 지금은 21일 이론과 66일 이론이 유력해졌다.

두 가지 중 어느 쪽이 맞는지는 아직 결론이 나지 않았다. 그래서 나는 더 짧고, 알기 쉽도록 2주 동안 지속하는 운동을 제안한다. 즉,

'2주간 도전'이다. 2주 동안 유산소운동과 근육운동을 매일 번갈아 실천하는 방식이다.

신종 코로나바이러스 감염증이 확산되기 시작한 2020년 4월~5월경, 우리는 동영상 사이트를 통해 고객의 운동 부족 증상을 해소하고자 '2주간 도전'을 제안했는데 다행히 많은 분들이 흔쾌히 받아들였다. '2주라면 할 수 있겠다.', '2주간이어서 힘들지 않았다.'와 같은 긍정적인 후기도 남겼다.

'2주간 도전'은 2주로 끝나지 않는다. 하루만 휴식을 취하고, 다시 마음을 다잡고 새롭게 '2주간 도전'을 시작한다.

'2주간 도전'×2회를 실시하면 21일 이론을 여유롭게 달성하게 되며, '2주간 도전'×4회라면 66일 이론도 근사치로 달성하게 된다.

'2주간 도전'×6회를 마칠 무렵에는 굳이 '도전'이라는 이름을 붙인 이벤트가 없더라도 양치질처럼 운동이 습관으로 자리잡는다.

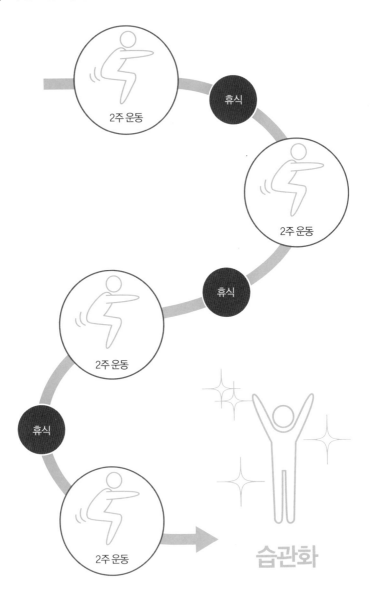

습관화

20

심리 트레이닝
③ 50대 50 법칙

'열심히 하면 될 것 같다'는 목표 설정

신기하게도 사람은 운동을 2개월 동안 꾸준히 하라는 말에 불가능한 일이라며 주춤하기 일쑤지만 2주간의 도전을 4회 반복해보라는 말(딱 2개월이다)을 들으면 가능할 것 같다며 의욕을 불태운다.

많은 고객들이 '2주간 도전'을 흔쾌히 받아들인 이유는 '2주간 지속한다'는 목표를 달성할 수 있을 것 같은 확률이 '50대 50'이었기 때문일 것이다.

50대 50이란 성공 확률 50%, 실패 확률 50%란 뜻이다. 할 수도 있고, 못할 수도 있는 수준의 목표다. 다시 말해서 '열심히 하면 되지 않을까'라는 생각이 드는 목표다. 흔히들 목표는 높게 잡으라고 하지만 비현실적으로 지나치게 높은 목표를 세우면 성공 확률은 0%에 가까워진다. 확률이 0%면 도전할 마음조차 생기지 않는다. 반대로 성공 확률이 100%인 너무 낮은 목표는 당연히 이룰 수 있는 만큼 감동이나 성취감은 얻지 못한다. 그렇게 되면 지속하고자 하는 의욕도 생기지 않는다.

열심히 하면 목표를 이룰 가능성이 보이고, 달성해내면 큰 감동과 성취감을 얻게 되는 지점이 바로 성공 확률 50%, 실패 확률 50%인 '50대 50'이라는 목표다.

'열심히 하면 될 것 같다'고 느껴지면 도전해보자. 달성하면 성공 체험이 마음속에 깊게 남는다. 앞에서 언급한 자기효능감은 성공 체험이 쌓이고 쌓여서 강화되고, 꾸준함으로 이어진다. '할 수 있을 것 같은 느낌'을 아래의 그림으로 정리해보았다.

유산소운동과 근육운동을 실시할 때도 기준을 50대 50 목표로 삼는다. 한 정거장 거리를 빠르게 걸은 다음 회사 계단을 뛰어 올라가는 운동이 '노력하면 할 수 있을 것 같다'는 50대 50 목표라면 바로 실천해보자.

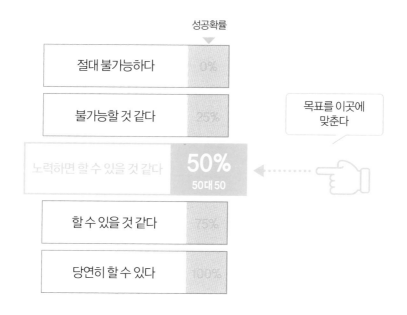

성공확률

절대 불가능하다	0%
불가능할 것 같다	25%
노력하면 할 수 있을 것 같다	**50%** 50대 50
할 수 있을 것 같다	75%
당연히 할 수 있다	100%

목표를 이곳에 맞춘다

하지만 성공 확률 75%인 '할 수 있을 것 같다' 수준의 목표라면 두 정거장 거리를 빠르게 걸은 후, 계단을 뛰어 올라가는 프로그램으로 변경한다. 항상 50대 50 목표 선에서 의욕을 높이자.

스쿼트와 푸시업을 주 2회, 각각 10회×3세트 실시하는 근육운동이 성공 확률 75%인 '할 수 있을 것 같다' 수준의 목표라면, 조금 더 강도를 높여서 12회×4세트를 각각 주 2회 실시하는 쪽으로 변경해 '노력하면 할 수 있을 것 같다'는 50대 50 목표로 다시 설정하자.

50대 50의 성공 체험을 바탕으로 플러스 원 트레이닝을 여러 차례 실시하면 체력이 향상되어 점차 지치지 않는 몸으로 거듭난다. 그때마다 강도를 올려서 항상 50대 50 목표로 트레이닝을 실시하도록 신경 쓰자.

운동하기 싫을 때 어떻게 하면 좋을까

50대 50의 성공 확률로 운동을 하려고 했지만 어쩐지 내키지 않아서 쉬고 싶을 때도 있다.

이럴 때는 한다(=1.0)로 할지, 쉰다(=0.0)로 할지 '모 아니면 도' 식의 좁은 생각에 사로잡히지 않도록 하자.

0.0과 1.0 사이에는 아주 조금 해낸 0.2도 있고, 절반 정도 해낸 0.5도 있다. 100점 만점을 받지 못했다고 모든 것을 실패 경험으로 받아들이면 자기효능감이 떨어져 지속할 의욕도 사라진다.

두 정거장 거리를 빠르게 걷고, 회사 빌딩 계단을 뛰어 오르는 일이 50대 50의 목표라면 해냈을 때의 득점은 1.0이다. 의욕이 생기지 않는 날이라도 두 정거장 거리를 빠르게 걸었다면 0.7은 획득한 셈이다. 이는 분명 실패가 아니라 성공이다.

스쿼트와 푸시업 10회×4세트 실시를 50대 50의 목표로 삼은 사람이 10회×2세트로 운동을 마쳤다면 획득한 점수는 0.5 정도다. 하지만 실패가 아니라 성공이다.

나는 운동을 매우 좋아하지만 그럼에도 일 년에 몇 번은 어쩐지 운동할 기분이 들지 않는다. 그럴 때도 '0.2나 0.3도 좋으니 우선 해보자.'라고 마음먹고 운동을 시작하면 몸이 조금씩 가뿐해지고 결국 50대 50 레벨까지 달성해서 대체로 1.0을 획득한다. 운동을 하고 싶지 않을 때, 일단 운동하고 나서 '안 할 걸 그랬네.'라고 후회 한 적은 결코 없었다.

물론 날씨가 계속 안 좋을 때, 0.5를 얻기 위해 무리해서 조깅할 필요는 없다. 그럴 때는 '휴식을 취하라는 하늘의 계시'라고 여기고 스트레칭을 하거나 온탕과 냉탕을 번갈아 입욕하는 방법으로 피로를 해소해보자.

3장

지치지 않는
식사법

많이 먹어도, 적게 먹어도 문제다

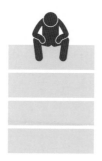

21

피로 해소에 특효약이 되어줄
음식은 없다

KEY WORD   플라세보 효과 / 닭가슴살 / 이미다졸 디펩티드
TO DO LIST   ☐ 식사의 양과 질을 적절히 유지하도록 하자.

식사의 양과 질을 신경 써서 관리해야 한다

"피로 해소에 효과적인 음식 좀 알려주세요."

"닭가슴살을 먹으면 피로가 풀리겠죠?"

피로를 걱정하는 운동선수나 고객들이 자주 위와 같은 질문을 한다. 안타깝지만 정답은 없다. 피로를 말끔하게 해소해주는 마법 같은 음식은 존재하지 않는다.

신선한 야채나 과일을 먹으면 별로 피곤하지 않다든가, 고기를 먹

으면 건강해진다고 느낀 경험이 나름대로 있겠지만 플라세보 효과로 짐작된다. 실제로는 효과가 없는데도 효과가 있다고 믿음으로써 효과를 얻는 현상이다.

플라세보 효과를 결코 가볍게 여길 수는 없지만 피로는 따로 떼어 놓고 생각해야 한다. 플라세보 효과로 피로를 덜어 낸 기분이 들더라도 미처 없애지 못하고 방치된 피로가 축적되면 심각한 일이 벌어지기 때문이다.

최근 닭가슴살이 몸을 건강하게 해주는 식품으로 주목을 받고 있다. 편의점이나 마트에서 인기 있는 샐러드 치킨은 닭가슴살을 쪄서 만든 식품이다.

닭가슴살에는 이미다졸 디펩티드(Imidazole Dipeptide, 통칭: 이미다펩티드)라는 성분이 들어 있다.

이미다펩티드는 뇌의 자율신경 중추에 작용해, 피로의 원인 중 하나인 활성산소를 무력화하여 피로 해소를 돕는다. 하지만 닭가슴살만 먹는다고 지치지 않는 몸을 만들지는 못한다. 이러한 사고방식에는 중요한 관점이 빠져 있다.

식생활에서 가장 중요한 점은 양과 질이다. 지치지 않는 몸을 위한 식사도 마찬가지다. 지나치게 많이 먹거나 적게 먹으면 영양 균형이 깨져 피로가 해소되지 않는다. 적절한 양과 질을 유지하기 위한 식사 조절은 지치지 않는 식사법의 가장 기본 조건이다. 운동이나 스포츠와 마찬가지로 식사도 기본을 소홀히 하면 실패한다. 기본적인 조건을 지키지 못하면 지치지 않는 몸은 만들기 어렵다.

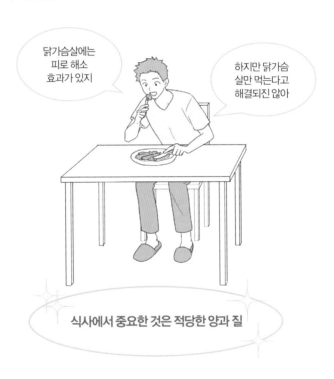

식사 조절이 중요하다

닭가슴살에는 피로 해소 효과가 있지

하지만 닭가슴살만 먹는다고 해결되진 않아

식사에서 중요한 것은 적당한 양과 질

22

과식도 소식도
피로의 원인

KEY WORD 호메오스타시스 / 체중 항상성 / 시상하부 / 만복중추 / 공복중추 / 혈당치 / 지방산

TO DO LIST □ 너무 많이 먹어도, 적게 먹어도 안 된다.

□ 식욕의 메커니즘을 파악하자.

체중의 항상성 때문에 살찌지 않는다?

먼저 식사량에 대해 이야기를 해보려 한다. 과식도 소식도 피로를 유발한다. 과식을 하면 왜 피곤해지는 걸까? 식욕은 어떻게 조절되는 걸까?

과식으로 인해 피곤해지는 이유는 체중과 체지방률이 점점 늘면서 살이 많이 찌기 때문이다. 살이 과하게 찌면 24시간 내내 무거운

짐을 들고 있을 때와 같은 상태가 된다. 당연히 쉽게 피곤해진다.

아무리 살이 쪄도 몸의 대사 기능을 담당하는 심장이나 간장 등의 장기와, 몸을 구성하는 근육이나 뼈의 크기는 거의 변하지 않는다. 자동차에 비유하자면 살찐 사람은 세단의 엔진으로 트럭에 적재할 만한 짐을 싣고 달려야 하는 상황에 놓인 것과 다름없다. 당연히 금세 지친다.

한편 우리 몸에는 체온이나 체액의 pH를 비롯한 체내 환경을 일정하게 유지하려는 구조가 있다. 에어컨이 정해진 설정 온도를 유지하려는 현상과 비슷하며, 이를 생체항상성(호메오스타시스)이라고 표현한다.

실은 체중에도 생체항상성이 작용한다. 몸에는 체중을 일정한 설정치에 맞추려는 메커니즘이 있는데 이를 '체중항상성'이라고 표현한다. 체중이 매일 미묘하게 변화한다 해도 장기적으로는 설정치 내에 머무르는 것이다.

'체중항상성'이 작용한다면 어느 누구도 살찌지 않을 텐데 현실은 다르다. 질병관리청 2020국민건강통계에 따르면 한국의 성인 남자 48%, 여자 27.7%가 비만이라고 한다. '체중항상성'이 있는데도 불구하고 과식을 하는 사람이 많은 것이다. 대체 왜 이런 현상이 일어난 걸까?

과식하는 이유를 찾기 위해 먼저 '체중항상성'과 관련된 식욕의 구조를 알아보자.

음식을 원하는 '식욕'은 뇌의 시상하부에서 조절한다. 시상하부는 생체항상성의 사령탑이며 자율신경의 중추이기도 하다.

당질과 지질은 몸의 기본적인 에너지원이다. 당질과 지질이 분해되면 세포의 에너지원인 혈당과 지방산이 된다. 혈당이란 혈액 중에 포함된 포도당이며, 지방산이란 지방세포에 있는 중성지방이 분해된 물질이다.

식사 후, 시간이 경과되면 체내 세포에서 혈당이 소비되어 혈당치가 내려간다. 부족한 혈당을 채우기 위해 지방세포에서 중성지방을 분해할 때 발생하는 지방산이 혈액 중에 늘어난다. 그렇게 되면 혈당치와 지방산의 증감 현상을 관리하는 시상하부 내 공복중추가 반응하여, 공복을 느끼고 음식을 찾아 먹으라는 섭취 행동을 일으킨다.

음식을 먹으면 여기에 함유된 당질이 분해·흡수되어 혈중에 늘어가 혈당치가 상승한다. 혈당치가 상승하면 지방세포 내의 중성지방 분해가 억제되어 지방산의 혈중 농도가 줄어든다. 시상하부의 만복중추가 혈당치 상승과 지방산 감소를 감지하면, 포만감을 느껴 그만 먹게 된다. 체중을 일정하게 유지하는 '체중항상성'은 이렇게 시상하부의 공복중추와 만복중추의 작용으로 설명할 수 있다.

더욱 자세히 이야기하자면, 식욕은 혈당치와 지방산 외에 소화관에서 분비되는 식욕 호르몬, 지방세포에서 분비되는 호르몬 물질인 렙틴과도 관련이 있다.

게다가 섭취 행동은 생활 습관의 영향도 받는다. 1일 3식이 습관화되면, 아무리 공복중추가 반응하지 않더라도 '점심시간이 되었으니 밥을 먹어야지'라고 생각하여 식사를 하게 된다.

❙ 식욕 조절

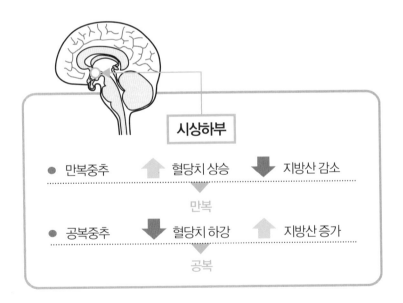

23

보상계에 따른 과식을
막아보자

KEY WORD   보상계 / 도파민 / 보상계의 함정 / 보상 예측 오류 / 중독

TO DO LIST   □ 고질적인 습관의 정체를 파악하고 바로잡자.

보상이 된 식사 행동

'체중항상성'이 있는데도 과식을 하는 이유는 우리가 식욕 및 생활 습관과는 또 다른 메커니즘인 '보상이 된 식사 행동'에 강한 영향을 받기 때문이다.

'보상이 된 식사 행동'이란 배가 고파서 먹는 것이 아니라 맛있는 음식이라는 선물을 받고 싶어서 먹는 현상이다.

맛있는 음식을 먹으면 뇌 안에서 보상계라는 회로가 작동한다. 보상계 회로가 작동하면 뇌에 쾌락을 주는 도파민이라는 신경전달물

질이 분비된다. 도파민이 관여하는 부위는 뇌의 시상하부가 아니라 대뇌기저핵 속에 있는 도파민 신경세포다.

쾌락을 느낀 뇌는 '도파민이 더 필요해! 쾌락이 필요해!'라고 요구하며, 더욱 맛있는 음식을 먹고 싶게 한다. 대체로 맛있는 음식은 칼로리가 높아서 보상계가 작용하면 살이 쉽게 찐다. 즉 '보상계의 함정'이라 할 수 있다. 보상이 된 식사 행동이 일반적인 식욕이고, 습관이 된 식사 행동과 어떻게 다른지 정리한 그림을 살펴보자.

보상계에는 '보상 예측 오류'라는 흥미로운 현상이 있다. 한 번이라도 보상에 관해 쾌락을 느껴본 뇌라면 '이 정도 보상은 받을 수 있겠지'라는 예측을 세운다. 이를 보상 예측이라고 한다. 보상이 언제나 예상과 같을 수는 없다. 예상보다 큰 보상을 얻을 때도 있는가 하면, 예상에 미치지 못한 보상만 받을 때도 있다. 이 오차가 '보상 예측 오류'다. 예측보다 큰 보상을 받으면 쾌락은 더욱 커져 보상 체계가 한층 강화된다.

예를 들어 오므라이스를 좋아하는 사람은 과거의 경험을 통해 오므라이스의 맛, 다시 말해서 보상의 크기를 예측할 수 있다. 우연히 방문한 레스토랑에서 오므라이스를 주문했는데 기대 이상으로 맛있었다면 '보상 예측 오류'에 따라 보상 체계가 강화되어 더욱 맛있는 오므라이스를 원하게 된다.

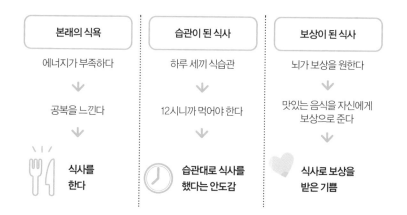

중독의 정체란

반대로 오므라이스의 맛이 기대에 못 미쳤을 때, 뇌는 예측했던 도파민을 얻지 못해 만족하지 못한다. 그래서 도파민을 더 원하게 되고, 디저트 같이 맛있는 음식을 추가해서 먹고 싶어진다.

'보상 예측 오류'로 보상 체계가 더욱 강화되는 현상이 바로 중독이다. '중독'에 빠지면 더이상 의지만으로는 식사 행동을 억제하기 어려워진다. 단도직입적으로 말하자면 도파민을 통한 보상계로 식사 행동이 강화된 현상은 마약이나 각성제에 의존하는 뇌의 메커니즘과 거의 동일하다.

마약이나 각성제를 의지만으로 멈출 수 없듯이 중독된 음식은 '더이상 살찌면 안 되니 다시는 오므라이스를 먹지 않겠어.'라고 굳게 결심해도 쉽게 끊어내지 못한다.

┃ 보상 예측 오류

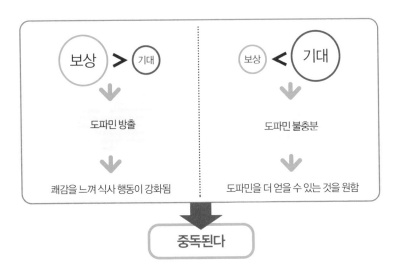

24

식생활을 기록해서
과식을 막자

KEY WORD   자가 진단 / 14품목법 / 행동 변화 단계 모델

TO DO LIST   □ 무언가를 하면서 먹거나 빨리 먹지 않는다.

□ 스스로 관찰하면서 예상보다 맛있었던 음식을 기록한다.

□ '감량에 도움이 되는 것'을 자유롭게 기록하며 식생활을 살피자.

섭취한 것을 기록하는 습관 들이기

보상계에 의한 과식을 막는 데 도움이 되는 방법은 섭취한 음식을 기록하는 '자가 진단'이다. 일반적인 식사 일기에는 무엇을 먹었는지 기록하지만, 이 자가 진단표에는 예상보다 맛이 어땠는지 기록한다. 이때 기대와 달리 맛있지 않았어도 기록해야 하는지 궁금해하는 분들이 있을 것이다.

한번 섭취한 칼로리를 없었던 일로 만들진 못하니 그다지 맛이 없었어도 필요한 영양소는 제대로 섭취했다고 여기자. 하지만 맛없는 식사가 몇 번이나 이어지면 불만이 쌓이고 결과적으로 도파민 분비 욕구가 더욱 높아진다. 그렇게 되면 맛의 여부와 관계없이 일단 먹으면 반드시 도파민이 나오는 디저트나 술에 의지하게 된다. 이러한 사태만큼은 반드시 피해야 한다.

그러니 최근에 도파민이 분비되었던(보상 예측 오류가 일어난) 식사 이를테면 '레스토랑에서 먹었던 맛있는 오므라이스'를 떠올려보자. 처음 먹었을 때만큼 도파민이 많이 나오진 않아도 어느 정도 만족감은 얻을 수 있다.

자가 진단을 실시하면 의식해서 식사를 하게 되니 무의식적으로 다른 일을 하면서 먹거나 빨리 먹는 습관을 멀리할 수 있다. 무언가를 하면서 먹거나, 빨리 먹을 경우 식사 내용물이 아니라 배가 부른 상황 자체가 보상이 되기 때문에 살찌기 쉽다.

자가 진단이 다른 식사 일기와 다른 점은 그날 먹었던 '예상보다 맛있었던 음식'을 떠올리며 기록하는 데 있다.

오므라이스가 보상으로 작용하는 사람은 맛있는 오므라이스를 떠올리기만 해도 입에 침이 고이게 된다. 그때 뇌 안에서 도파민이 분비되어 뇌는 쾌락을 느낀다. 보상계가 강화되면 뇌가 원하는 것은 오므라이스 자체에서 도파민으로 바뀐다. 그러니 예상보다 맛있었던 음식을 기록해두고, 나중에 다시 보면서 맛을 떠올리는 것이다. 이 과정에서 도파민이 분비되면 과식을 방지할 수 있다.

나는 식사 지도를 할 때 "또 오므라이스를 먹어버렸어요."하고 과식한 사실을 털어놓는 고객에게 "먹으면 안 되죠."라고 말하진 않는다. 이럴 때 지도자는 "어땠어요? 맛있었어요?"라고 물어야 한다. 고객이 웃는 얼굴로 "생각보다 맛있었어요!"라고 대답한다면, 고객의 뇌 안에서는 도파민이 나오며 그 시점에서 뇌가 만족한다.

식사에만 집중한다

식사를 하며 예상보다 맛있었던 음식을 기록하고 추후 떠올리는 과정에서 도파민이 흘러나와 뇌를 만족시켰다면 그다음 단계로 살찌는 음식의 섭취 횟수를 줄여보자. 이때 지도자는 '주 2회로 줄여야 한다'고 말하는 대신, 본인이 스스로 먹는 횟수를 결정하게끔 이끌어야 한다.

매일 같이 오므라이스를 먹는 사람에게는 "어느 정도까지라면 줄일 수 있겠어요?"라고 물어보자. 이틀에 한 번인지, 주 2회인지, 아니면 주 1회인지 본인이 스스로 실천 가능한 횟수를 선택해 자가 진단을 실시하도록 안내하자.

예를 들어 매일 먹던 것을 이틀에 한 번으로 줄이면 자신감이 생겨 다음부터는 주 2회로 줄이기로 마음먹게 된다. 이렇게 맛있는 음식을 먹는 횟수가 줄어들면 보상계로 강화된 식사 행동에서 벗어나 적절한 체중까지 감량하게 된다.

　나의 고객 중 한 부부는 매일 맛있기로 유명한 곳에서 식사를 즐기다가 두 사람 다 비만 체형이 되고 말았다. 부부는 자가 진단을 실시해 맛집에서의 식사 빈도를 조금씩 줄여나가기 시작했고 최종적으로 월 1회까지 줄였다. 맛집 식사 날에는 비행기로 일본 전국의 유명한 곳을 찾아다니게 되었다. 최근 코로나 이후로는 집 근처에 걸어갈 수 있는 맛집에만 다닌다고 한다. 월 1회 정도라면, 레스토랑 풀코스 요리를 먹는다 해도 살찌지 않는다. 실제로 이 부부는 반년 만에 비만 해소에 성공했다.

　자가 진단표에는 먹은 음식과 예상보다 맛있었던 것을 적는 칸 외에 두 가지 항목이 더 있다. 곡류, 육류, 어패류 등 품목이 나열된 칸은 굳이 고객에게 설명하지 않는다. 무엇을 위한 칸일까?

　바로 영양을 균형 있게 섭취하기 위한 '14품목법'이라는 식사법을 위해 만들었다. 잘 활용하면 과식을 막고, 섭취 칼로리도 적절한 선에서 유지할 수 있다.

▌보상계 강화를 막는 자가 진단표

	먹은 음식	예상보다 맛있었던 음식		체중 감량에 도움된 것
아침 시 분 □ 요리 □ 외식 장소	※식재료까지 세세하게 기입하자		□ 곡류 □ 육류 □ 어패류	
점심 시 분 □ 요리 □ 외식 장소			□ 콩 · 콩류제품 □ 달걀 □ 우유 · 유제품 □ 녹황색 채소	
저녁 시 분 □ 요리 □ 외식 장소			□ 연한색 채소 □ 버섯류 □ 해조류 □ 뿌리채소류 □ 과일	
간식 시 분 □ 요리 □ 외식 장소			□ 유지류 □ 기호품	

행동 변화의 첫걸음은 관심 기울이기

'이게 뭘까?'라고 생각한 사람은 심리학의 '행동 변화 단계 모델'에서 말하는 '관심 단계'에 접어든 셈이다. 사람이 행동을 바꿀 때 가장 먼저 행동을 바꾸는 데 관심을 기울인다. 행동을 바꾸는 데 관심이 없는 사람에게 아무리 귀한 조언을 들려준들 한 귀로 듣고 다른 한 귀로 흘려버린다.

'이게 뭘까?' 하고 관심을 갖는 고객은 비만을 초래하는 식사 행동을 바꿀 자세가 되어 있어 나의 조언에 순수하게 귀를 기울인다. '14품목법'에 대해 설명하면, "재미있겠네요!" 하고 당장 실천해보려고 한다. 관심을 가진 독자 여러분도 나중에 설명할 '14품목법'을 꼭 활

▌행동 변화 단계 모델

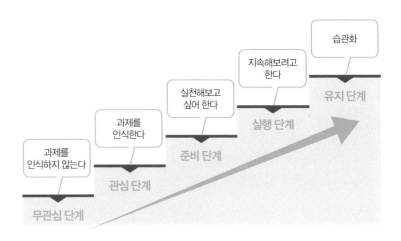

용해보길 바란다.

'체중 감량에 도움된 것'이라는 항목에는 지금까지 감량에 도움이 될 것 같아 시도했던 일을 자유롭게 기재한다.

누구나 자신에게 도움이 되는 일을 늘리고 싶어 한다. 한 고객은 '카페라테를 야채주스로 바꿨다.'든지 '간식으로 먹는 치즈케이크를 혼자 먹는 대신 친구와 반씩 나눠 먹었다.'라고 기록했다. 카페라테를 야채주스로 바꾼다고 즉시 체중이 줄어들진 않지만, 이 항목을 두면 감량에 도움이 될 행동을 늘려야겠다는 의욕이 생긴다.

그럼 편의점이나 마트에서 식재료를 구입할 때 혹은 식당에서 메뉴를 고를 때도 '감량에 도움이 될까 안 될까' 하고 생각하는 습관을 들이게 된다. 아무 생각 없이 그저 욕망에 휘둘린 채 음식을 마구 먹는 사태를 피할 수 있으니 결과적으로 감량에 도움이 된다.

25

지치지 않을 '적절한 체중'을 유지한다

KEY WORD   BMI / 표준 체중

TO DO LIST   ☐ BMI를 기준으로 자신에게 적절한 체중을 파악하자.

자신의 표준 체중을 파악하자

성인이 되면 신장은 거의 변하지 않지만, 체중은 서서히 늘어나는 경우가 많다. 살이 찌면 단순히 체중이 늘어날 뿐만 아니라 불필요한 체지방이 과하게 쌓인 상태가 된다. 체지방과 근육은 생활 습관으로 늘거나 줄어든다. 반면 뼈와 내장은 거의 변하지 않는다. 운동선수나 보디빌더처럼 강도 높은 근육운동을 하지 않는 한, 근육으로 체중이 늘어난다고 보기는 어렵기 때문에 '체중 증가≒체지방 증가'로 볼 수 있다.

보통 신장과 체중으로 구하는 BMI가 25 이상이면 비만으로 여긴다. 자신의 BMI 수치를 파악해보자. 계산식은 다음과 같다.

BMI 계산식

BMI = 체중(kg) ÷ 신장(m) ÷ 신장(m)

신장이 170cm, 체중이 75kg이라면 BMI는 75÷1.7÷1.7≒26이니, 비만으로 판정받게 된다. 연령별 BMI 정상치를 표로 정리했다.

▌목표로 하는 BMI 범위

18~49세	18.5 ~ 24.9
50~64세	20.0 ~ 24.9
65세 이상	21.5 ~ 24.9

과체중과 마찬가지로 저체중 역시 건강에 해롭다. BMI가 18.5 미만이라면 심하게 마른 상태로 봐야 한다. 질병에 따른 사망률이 가장 낮은 경우는 BMI가 22인 사람들이다. 이들은 지나치게 살이 찌거나 지나치게 마르지 않은 상태를 유지했다. 여기에 해당하는 체중이 표준 체중 즉 이상적인 체중이다.

이때 BMI 22 지수를 기준으로 다시 계산하면 '미터로 환산한 신장의 제곱수×22'의 값이 표준 체중이 된다. 신장이 170cm라면 1.7×1.7×22≒63.6kg 전후가 적절한 체중인 셈이다. 자신의 표준 체중을 계산해보자.

표준 체중(이상적인 체중) 계산식

표준 체중(이상적인 체중 kg) = 신장(m)×신장(m)×22

꼭 표준 체중이 아니더라도 정상치 범위 내에서, 좀처럼 지치지 않되 매일 쾌적하고 건강한 상태를 유지할 때가 가장 적절한 체중이라고 볼 수 있다. 18~49세라면 BMI 18.5~24.9 사이에서, 자신에게 적절한 체중을 파악해보자.

26

일부러 적게 먹는 대신
필요한 단백질을 섭취하자

KEY WORD   근육 감소증 / 노쇠 / 5대 단백질 공급원

TO DO LIST   ☐ 너무 적게 먹어도 안 좋다.

☐ 체중 1kg당 단백질 1.0g을 섭취하자.

☐ 무리한 다이어트는 피한다.

근육은 단백질로 만들어진다

BMI가 18.5 미만으로 너무 마른 상태라면 비만과 마찬가지로 쉽게 피곤해진다. 이때 근육 감소를 주의해야 한다.

식사량이 적고 영양소가 부족해 살이 빠지면 체지방뿐만 아니라 근육까지 감소한다. 근육이 줄어들면 자신의 몸을 지탱하지 못하게 되며 금세 지치고 만다.

나이가 들면서 근육량이 감소해 근력과 신체 기능이 저하되는 현상을 '근육감소증(사르코페니아)'이라고 한다. 고령자가 너무 마르면, 근육감소증에서 '노쇠' 상태에 이르게 되어 나중에는 요양 서비스를 받기 직전 상태로 악화될 수 있다. 젊은 세대라도 너무 말라서 근육이 줄어들면, 근력과 신체 기능이 떨어지고 금세 지친다. 너무 말랐을 때 근육이 줄어드는 현상은 다음과 같은 메커니즘과 관련이 있다.

근육은 수분을 제외하면 거의 단백질로 만들어진다. 단백질은 20종류의 아미노산으로 구성되는데 그중 9종류는 체내에서 합성하지 못하는 필수 아미노산이다. 그래서 매일 식사를 통해 단백질(아미노산)을 섭취해야 한다.

▌근육 단백질의 신진대사

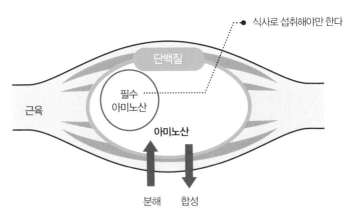

근육의 단백질은 분해와 합성을 반복하는 과정을 거쳐 재생되며 약 3개월 후에는 전신의 근육이 완전히 바뀐다고 알려져 있다. 식사 양이 줄어들고, 식사를 통해 들어오는 단백질이 줄어들면 근육의 단백질 분해가 합성을 웃돌아 근육이 줄어든다. 게다가 에너지가 부족해지면 근육 단백질도 아미노산으로 분해되어 에너지원으로 소비된다. 여기에 운동 부족 증상까지 더해지면 근육 감소는 더욱 심해진다.

근육 감소 현상을 막고, 피로를 줄이려면 하루 세 끼를 충분히 먹고 체중을 적절하게 유지해야 한다. 동시에 근육의 재료가 되는 단백질 섭취를 늘려야 한다. 하루에 필요한 단백질 양은 체중 1kg당 1.0g 전후다. 체중이 60kg이라면 단백질 60g이, 체중이 70kg이라면 단백질 70g이 필요하다. 자신에게 필요한 단백질 양을 파악하고 반드시 매일 섭취하자.

5대 단백질 공급원을 하루에 한 번

필요한 단백질량을 채우기 위해서는 육류, 어패류, 우유·유제품, 달걀, 콩·콩류식품과 같이 5대 단백질 공급원을 하루에 한 번 먹어야 한다. 5대 단백질 공급원은 필수 아미노산을 균형 있게 함유하고 있다. 5대 단백질 공급원의 단백질량은 다음 표와 같다.

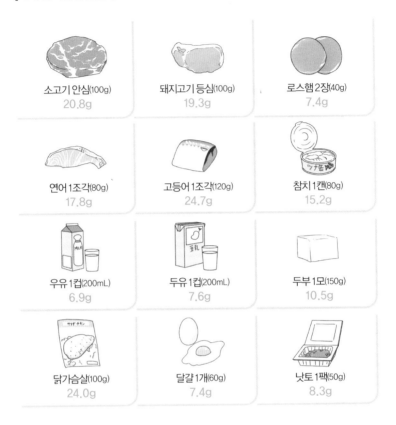

소고기 안심(100g) 20.8g	돼지고기 등심(100g) 19.3g	로스햄 2장(40g) 7.4g
연어 1조각(80g) 17.8g	고등어 1조각(120g) 24.7g	참치 1캔(80g) 15.2g
우유 1컵(200mL) 6.9g	두유 1컵(200mL) 7.6g	두부 1모(150g) 10.5g
닭가슴살(100g) 24.0g	달걀 1개(60g) 7.4g	낫토 1팩(50g) 8.3g

　무리한 다이어트를 시도해서 살을 빼려고 하면 더 피곤해질 수 있다. 사람은 배가 고프면 각성 상태가 된다. 에너지가 부족해져 굶주릴 사태를 막기 위한 안전장치인 셈이다. 굶게 될 위기가 닥쳐오면 느긋하게 잠을 청하는 대신 일어나서 먹을 것을 찾아다녀야 하지 않겠는가.

잠들기 전 야식이 당기는 이유는 우리가 배고픈 상태에서는 잠들지 못하기 때문이다. 반대로 배가 부를 때 졸린 이유는 굶주릴 위험에서 벗어났기 때문이다.

너무 살이 찌면 안 되지만 적절한 체중인데도 더 날씬해지려고 무리한 다이어트를 하면 배가 고파서 잠들기 어려운 '수면 장애'를 일으키기 쉽다. 수면에 관한 자세한 내용은 4장에서 이야기할 예정이다. 피로 해소에 수면은 매우 중요하다. 극단적인 다이어트로 수면 장애를 일으키면 피로를 풀기 어려워진다.

27

영양 균형을 잘 맞춰주는
'1일 14품목법'

KEY WORD　　6대 영양소 / 14품목법

TO DO LIST　　☐ 영양을 골고루 섭취하는 식생활을 이어가자.

　　　　　　　　☐ 14품목을 '1일, 1품목, 1번'만 먹는다.

　　　　　　　　☐ 식사를 건너뛰지 않도록 주의한다.

엄선한 14품목을 하루에 한 번만 먹는다

지금까지 식사량에 대해 이야기를 해왔다. 이제부터는 식사 질에 대해 이야기하려고 한다. 중요한 것은 영양을 골고루 섭취하는 일이다. 주요 영양소에는 당질, 단백질, 지질, 비타민, 미네랄, 식이섬유 이렇게 여섯 가지가 있다. 당질과 식이섬유를 합쳐서 탄수화물이라고 한다.

이 6대 영양소를 골고루 섭취하도록 나는 고객들에게 '1일 14품목법'을 권하고 있다. 영양사와 함께 고안한 방법인데 14품목을 '1일, 1품목, 1번'만 먹으면 된다. 영양 균형을 맞추면서 과식도 방지할 수 있다. 단 유일하게 곡류는 매 식사 때 섭취해도 문제없다. 채소가 부족한 사람은 녹황색 채소나 연한 색 채소를 한 번 이상 먹어도 괜찮다. 보통 하루에 채소를 350g 이상 섭취하고, 이중 120g은 녹황색 채소로 먹는 것을 권장한다.

섭취해야 할 식품을 '뺄셈'으로 정한다

1일 14품목법에서는 하루 세끼 식단을 다음과 같이 정한다.

아침을 집에서 시리얼과 요구르트, 삶은 달걀, 코울슬로 샐러드, 과일 조각, 커피로 해결했다고 치자. 이 식사를 통해 곡류, 우유·유제품, 달걀, 연한 색 채소, 유지(코울슬로 샐러드에 들어간 마요네즈), 과일 이렇게 6품목을 섭취했다.

점심에는 아침에 먹지 않았던 품목을 우선적으로 고르도록 도시락 가게에서 구운 생선 도시락과 두부를 넣은 된장국을 사 온다. 도시락 안에는 밥, 연어구이, 시금치나물, 톳조림이 들어 있다. 곡류 외에 어패류, 녹황색 채소, 해조류, 대두·대두제품 이렇게 4품목이 추가되었다. 3시에 간식 먹을 시간이 되면 홍차와 비스킷 2개로 기호품을 섭취한다.

곡류 ▶ 백미, 현미, 빵, 파스타, 우동, 메밀국수, 짜장면, 시리얼 등이 있다. 에너지원이 되는 당질을 풍부하게 함유한다. 매일 먹어도 괜찮지만 많은 양을 먹거나 두 그릇 이상 먹고, 라면과 밥을 함께 먹는 식으로 두 가지를 동시에 먹으면 칼로리가 매우 높아지니 주의해야 한다. 정제도가 낮은 현미나 잡곡, 전립분 빵이나 파스타 등으로는 식이섬유를 섭취할 수 있다.

육류 ▶ 소고기, 돼지고기(햄, 소시지, 베이컨과 같은 가공식품 포함), 닭고기 등이 있다. 양질의 단백질원이며 소고기는 철과 아연, 돼지고기는 비타민 B군, 닭고기는 비타민A와 E 외에 미네랄도 함유한다.

달걀 ▶ 닭에서 얻은 달걀은 생으로도 먹고 삶거나 익혀서도 먹는다. 달걀은 단백질, 지질, 비타민, 미네랄을 골고루 함유한 '완전식품'이다. 게다가 가격도 저렴하다.

어패류 ▶ 생선, 오징어, 문어, 새우, 조개류 등이 있다. 양질의 단백질원이며 가다랑어에는 비타민B군, 연어에는 비타민D, 굴에는 아연과 같은 비타민과 미네랄이 있다. 정어리나 고등어, 전갱이 같은 등 푸른 생선에는 체내에서는 충분히 합성하지 못하는 에이코사펜타에노산(EPA), 도코사헥사엔산(DHA)과 같은 필수 지방산이 들어 있다. 날 것으로 먹어도 좋고, 말린 것이나 통조림으로 먹어도 괜찮다.

우유 유제품 ▶ 우유, 치즈, 요구르트 등이 있다. 단백질 외에 부족해지기 쉬운 칼슘을 다량 함유한다. 요구르트 중에는 장내 환경을 정돈해주는 비피더스균이나 유산균과 같은 선옥균을 섭취할 수 있는 종류도 있다.

대두 · 대두제품 ▶ 대두, 두부, 두유, 강낭콩, 낫토 등이 있다. 대두와 대두제품은 단백질 공급원이며 칼슘과 마그네슘도 섭취할 수 있다.

녹황색 채소 ▶ 시금치, 얼갈이, 토마토, 피망, 당근, 브로콜리, 참나물 등 색이 진한 채소다. 엄밀하게는 색이 아니라 영양소로 구분하지만 색을 기준으로 골라도 실패할 일이 적다. 비타민, 미네랄, 식이섬유를 함유한다.

연한 색 채소 ▶ 배추, 무, 양파, 양배추, 양상추 등이 있다. 비타민, 미네랄, 식이섬유를 함유한다. 녹황색 채소도 연한 색 채소도 주스로 섭취하진 말자.

버섯류 ▶ 표고버섯, 느타리버섯, 만가닥버섯, 팽이버섯, 새송이버섯, 잎새버섯 등이 있다. 식이섬유와 미네랄이 풍부하다. 말린 표고버섯과 잎새버섯에는 근육을 키우고 면역력을 유지하는 데 중요한 역할을 하는 비타민D가 많다.

해조류 ▶ 미역, 톳, 파래, 다시마, 한천, 꼬시래기 등이 있다. 칼로리가 낮고 식이섬유가 많으며 미네랄이 풍부하다. 말린 것을 저장해두면 활용할 일이 많다.

뿌리채소류 ▶ 감자, 고구마, 토란 등이 있다. 당질과 식이섬유를 섭취할 수 있다. 감자와 고구마는 비타민C가 풍부하다.

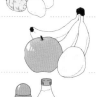

과일 ▶ 귤, 오렌지, 키위, 사과, 자몽, 감, 바나나 등이 있다. 비타민, 미네랄, 식이섬유를 함유한다. 주스 대신 과일 자체를 먹자.

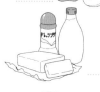

유지류 ▶ 식물성 기름, 드레싱, 마요네즈, 버터 등이 있다. 올리브 오일처럼 액체로 된 오일과 버터처럼 고체 형태를 합쳐서 유지라고 한다.

기호품 ▶ 술과 과자 등이 있다. 이렇다 할 영양소는 없지만, '마음의 영양소' 역할을 하여 먹으면 편안해진다. 술도 과자도 너무 많이 마시거나 먹으면 안 된다. 술이나 과자 중 하나를 하루에 1회만 먹는다. 기호품을 섭취하는 습관이 없다면 일부러 먹지 않아도 된다.

저녁에는 남은 3품목을 마저 다 채운다. 집 근처 식당에서 수제 소시지와 감자 버섯 요리를 포장한 후 집에서 구운 호밀빵을 곁들이면 곡류 외에 육류, 뿌리채소류, 버섯류와 같이 3품목이 추가되어 14품목을 전부 먹게 된다.

121쪽의 '자가 진단표'를 활용해 14품목을 매일 섭취하도록 식생활을 조절해보자. 이때 식사를 걸러서는 안 된다. 하루에 식사할 기회는 3번 있으니 14품목을 다 먹을 수 있다. 만약 아침 식사를 거르고 하루에 두 끼만 먹는다면 한 식사 당 7품목씩 갖춰야 해서 부담이 커진다.

28

빈혈로 인한 피로를 막는
식사법

KEY WORD   숨어 있는 빈혈 / 헤모글로빈 / 철 결핍성 빈혈 / 헴철 / 비헴철

TO DO LIST   □ 빈혈로 인한 피로는 식생활로 막자.

□ 일 년에 몇 번씩 헤모글로빈 수치를 측정하자.

피로의 원인은 '숨어 있는 빈혈'?

살이 너무 쪘거나, 빠진 것도 아닌데 아무리 애써도 피로가 풀리지 않는다면 그 배경에는 빈혈이 숨어 있을 가능성도 있다.

빈혈이란 혈액 중에 산소를 운반하는 적혈구 속 헤모글로빈의 양이 떨어진 상태다. 헤모글로빈은 적혈구에 존재하며 몸 전체에 산소를 운반하는 단백질이다. 적혈구나 헤모글로빈의 양이 줄어들면 산소 운반 능력이 떨어지게 된다. 세포는 산소가 없으면 에너지를 제

대로 만들지 못하고, 에너지가 부족하면 피로가 발생한다.

빈혈은 대부분 철이 결핍되어 일어난다. 운동선수에게도 많이 나타난다. 산소를 운반하는 단백질인 헤모글로빈에는 철이 결합되어 있다. 철이 부족하면 적혈구도 헤모글로빈도 부족해진다. 철 결핍성 빈혈 증상으로는 '왠지 피곤하다'는 피로감 외에도 숨이 차거나 심장 두근거림, 두통, 권태감 등이 있다. 증상이 심해지면 눈꺼풀 뒷부분이 하애지거나, 손톱이 뒤로 젖혀지는 '스푼형 손톱'으로 변형되기도 한다.

철 결핍성 빈혈의 주요 원인은 식사로 섭취해야 할 철 성분이 부

❙ 헤모글로빈의 활동

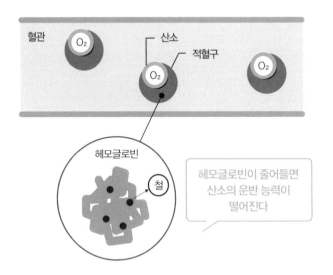

헤모글로빈이 줄어들면 산소의 운반 능력이 떨어진다

족한 데 있다. 철의 1일 섭취 권장량은 성인 남성 7.0~7.5mg, 성인 여성 10.5~11.0mg, 폐경기의 성인 여성 6.0~6.5mg이다. 1일 권장량을 채우도록 식사를 통해 철을 충분히 섭취하자.

철분을 흡수하기 위한 식재료

식품에 함유된 철에는 동물성 헴철과 식물성 비헴철이 있다. 헴철은 붉은 육류, 간, 가다랑어, 참치, 정어리, 모시조개를 통해 섭취할 수 있다. 비헴철은 시금치, 목이버섯, 푸룬 등으로 섭취할 수 있다. 헴철과 비헴철을 비교해보면 헴철의 체내 흡수율이 훨씬 높다. 또 편의점에서도 구입 가능한 철 보충 식품으로는 삶은 달걀, 간, 건포도, 낫토 등이 있다.

철 외에 철 흡수를 높여주는 비타민C 섭취도 중요하다. 또 헤모글로빈은 단백질의 일종이니 이미 언급한 단백질 부족 현상에도 주의를 기울이자. 인스턴트식품이나 가공식품에 함유된 인산염은 철의 흡수를 방해하는 작용을 하니 과하게 먹지 않는 편이 좋다.

땀 1L 안에는 평균 철 0.5mg이 들어 있다. 여름에 땀이 많이 나는 운동을 하면 철 결핍성 빈혈이 일어날 수 있다.

일 년에 몇 번, 헤모글로빈 수치를 측정한다

철 결핍성 빈혈 외에 운동선수는 용혈성 빈혈을 일으킬 때가 있다.

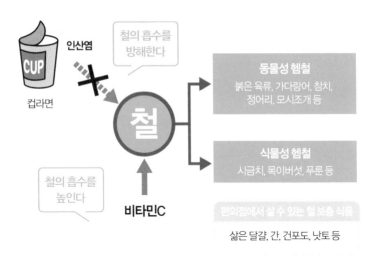

철의 흡수를 방해한다

인산염

CUP

컵라면

철

철의 흡수를 높인다

비타민C

동물성 헴철
붉은 육류, 가다랑어, 참치,
정어리, 모시조개 등

식물성 헴철
시금치, 목이버섯, 푸룬 등

편의점에서 살 수 있는 철 보충 식품
삶은 달걀, 간, 건포도, 낫토 등

　운동에 따른 충격으로 혈관 내에서 적혈구가 파괴되어 헤모글로빈 성분이 혈장 밖으로 나오는 현상으로 생기는 빈혈이다. 격투기나 럭비 등 격렬한 스포츠, 착지 충격을 수반하는 배드민턴·배구·장거리 달리기와 같은 경기에서 많이 보이는 증상이다. 취미로 이러한 경기를 즐긴다면 용혈성 빈혈에 주의해야 한다.

　자주 피곤해지는 증상이 신경 쓰인다면 일 년에 몇 차례 혈액 검사를 실시해 헤모글로빈 수치를 측정해보자. 남성 13g/dL 미만, 여성 12g/dL 미만으로 나온다면 빈혈이고, 10g/dL 미만이라면 매우 심각한 빈혈이 의심된다. 심각한 빈혈일 경우 의사의 진료에 따라 철분약을 처방 받고 하루라도 빨리 개선을 위해 노력해야 한다.

▍숨어 있는 빈혈로 인한 피로와 권태감

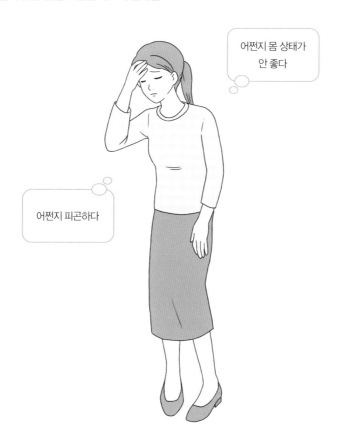

4장

피로 해소를 위한 수면법

수면 시간부터 거꾸로 계산하여 하루 스케줄을 계획하자

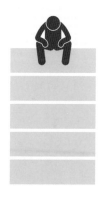

29

체력-피로
=심신 기능

KEY WORD   심수면 / 피로 인자 / 피로 해소 인자 / 심신 기능

TO DO LIST   ☐ 심신 기능을 높이도록 피로 해소에 힘쓰자.

심신 기능을 높이는 데 중요한 점

수면의 중요성은 누구나 인식하고 있을 것이다. 지치지 않는 몸 만들기를 위해서도 수면은 매우 중요하다. 수면은 피로 인자와 피로 해소 인자의 균형을 맞추고, 깨어 있는 시간 동안 쌓인 피로를 해소해준다. 수면이야말로 피로 해소를 위한 비장의 수단이다.

앞서 언급했던 운동선수를 대상으로 한 설문조사에서도 7명 중 5명이 피로 해소 방법으로 수면을 중요하게 여겼다. SB크리에이티브 출판사 직원 47명을 대상으로 한 설문조사에서도 수면이 1위를

차지했다.

운동선수는 트레이닝에 대부분의 시간을 할애할 것이라고 여기는 사람이 많다.

하지만 실제로 운동선수는 피로 해소를 위해 수면을 얼마나 길게 취할지를 가장 중요하게 여긴다. 왜냐하면 운동선수가 발휘할 심신 기능에는 아래에 실린 공식이 성립되기 때문이다.

트레이닝을 통해 체력을 높인다 한들, 피로가 해소되지 않으면 심신 기능이 저하된다. 트레이닝에 시간을 들여 체력이 10이 되었다고 해도, 수면이 부족해 피로가 3만큼 쌓인다고 하면 심신 기능은 10-3=7이 된다.

가령 체력이 8이라고 해도, 트레이닝 시간을 줄여 수면 시간을 확

┃ 피로를 얼마나 해소하는지에 따라 심신 기능이 달라진다

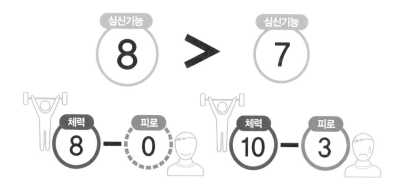

보하고 피로를 완전히 풀어 0이 된다면, 심신 기능은 8-0=8이 된다. 이러한 사실은 경험으로 충분히 알고 있기에 운동선수는 수면을 중요시 한다.

30

수면 시간부터 계산하여
하루 스케줄을 계획한다

KEY WORD 하루 주기 리듬 / 멜라토닌 / 세로토닌 / 성장호르몬 / 렘수면 / 논렘수면

TO DO LIST □ 필요한 수면 시간을 우선적으로 확보한다.
□ 일찍 자고 일찍 일어나는 대신 '일찍 일어나고 일찍 자도록' 신경 쓴다.
□ 잠들 시간을 우선 정한 후 하루 스케줄을 계획한다.

수면 시간을 줄여가며 활동해서는 안 된다

한창 왕성하게 활동하는 직장인은 운동선수와 달리 수면보다 업무나 집안일을 우선시하며 24시간에서 활동 시간을 뺀 나머지 시간에 자려고 한다. 당장 눈앞에 급한 업무나 집안일이 쌓여 있으면 수면보다 일을 우선적으로 해결하고 싶어질 것이다. 나도 사업가로서

이러한 마음을 충분히 이해한다.

그 결과 한국인의 수면 시간은 세계에서 가장 짧다.

2018년 경제협력개발기구(OECD)가 가맹 30개 국가 중 15~64세의 평균 수면 시간을 조사한 자료가 있다. 이 자료에 따르면 한국은 30개 국가 중 일본, 멕시코와 함께 수면 시간이 8시간 이하였던 최하위 국가로 꼽혔다. 다른 국가들은 8시간을 초과했고, 30개 국가 평균 수면 시간은 하루 8시간 23분이었다(OECD 『Gender Data Porta 2019』).

'심신 기능=체력-피로'라는 공식은 운동선수뿐만 아니라 이 책을 읽고 있는 독자 여러분에게도 적용된다. 왕성하게 활동하는 직장인도 수면 시간이 부족하여 피로를 풀지 못하면 심신 기능이 떨어지고 만다. 심신 기능이 떨어지면 업무나 집안일을 신속하게 처리하지 못한다. 해야 할 일을 제때 끝내지 못하면 수면 시간을 줄이게 되고, 수면이 부족하면 피로가 쌓여 심신 기능이 더욱 저하되는 악순환에 빠질 우려가 있다. 짧은 시간만 자도 심신 기능을 높일 수 있다고 설득하는 비즈니스 관련 책도 있지만 솔직히 역효과가 생길 것 같아 내심 걱정된다.

피로를 완전히 해소하려면 잠을 잘 자야 하는데 사람들은 대체로 피곤해도 잠들지 못한다는 고민을 안고 산다. 이러한 고민 해결법을 자세히 안내하겠다.

생체 시계에 생활 리듬을 맞춘다

사람의 수면 리듬은 하루 24시간 동안 자전하는 지구의 주기와 일치한다. 지구의 자전으로 밝고 어두워지는 현상에 맞춰진 하루 24시간 주기의 리듬이다. 뇌 안에 있는 생체 시계가 이 하루 주기 리듬(서커디안 리듬, Circadian Rhythm)을 몸 안에 새긴다.

생체 시계가 새긴 하루 주기 리듬에 따르려면 먼저 몇 시에 일어날지 정해야 한다. 사람은 언제 잠들지 결정하지 못하지만(자야겠다고 생각해도 잠들지 못할 때가 많다), 몇 시에 일어날지 정할 수는 있다.

아침에 일어나 햇볕을 쬐면, 생체 시계가 초기화된다. 어두운 환경에서 생체 시계의 1일은 24시간보다도 10분 정도 길지만, 눈을 통해 빛을 받으면 24시간 주기에 맞춰진다.

생체 시계가 초기화되고 나서 14~16시간 정도 지나면 뇌 안에서 멜라토닌이라는 호르몬이 늘어난다. 멜라토닌은 아침에 뇌 안에서 만들어진 세로토닌이라는 신경전달물질로 만들어진다. 세로토닌에는 각성을 유지하고 의욕을 끌어내는 작용이 있어 활동적인 하루를 보낼 수 있도록 해준다.

세로토닌에서 만들어진 멜라토닌은 반대로 잠들기에 적절한 체내 환경을 만들어준다. 멜라토닌과 조화를 이루도록 혈압과 심박수가 안정되며, 뇌 등의 신체 내부기관의 온도가 내려가, 잠들 준비를 한다. 생체 시계의 메커니즘을 생각하면 일찍 자고 일찍 일어나는

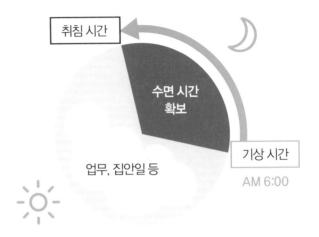

대신, 일찍 일어나서 일찍 자야 한다고 생각하는 편이 맞다. 일찍 일어나기 때문에 일찍 잠들 수 있다.

일어나는 시각을 정했다면 필요한 수면 시간을 확보할 취침 시각을 정한다.

하루에 필요한 수면 시간은 7~8시간으로 알려져 있다. 사실 개인마다 차이가 크며, 6시간만 자도 아무렇지도 않은 사람이 있는가 하면 9시간을 자야만 피로가 풀리는 사람도 있다. 모두 자신이 몇 시간 정도 잘 필요가 있는지 경험을 통해 알고 있을 것이다. 아침에 가뿐하게 일어났고, 낮에 졸음이 오지 않았으며, 저녁이 되어도 심신 기능이 떨어지지 않는다면 수면 시간을 충분히 가졌다는 증거다.

필요한 수면 시간을 확보하도록 기상 시각과 취침 시각을 정했다면 그 사이에 업무나 집안일을 모두 마치자. 자는 시각을 마감으로 정해두고, 그때까지 해야 할 일을 마치도록 스케줄을 짜보자. 무엇이든 '마감'이 정해져 있으면, '그때까지 반드시 끝내야 한다!'는 의욕이 생기는 법이다.

업무가 생각보다 길어지거나 친구와 술을 마시며 즐겁게 놀다가 평소보다 늦게 자는 날도 있을 것이다. 이때 몇 시에 잠들었든 일어나는 시각을 바꿔서는 안 된다는 점을 명심하자. 늦게 잠든 다음날에는 일시적인 수면 부족으로 인해 피로가 충분히 풀리지 않을 것이다. 그렇다고 해도 수면 리듬을 바꾸지 않도록 신경 써야 한다. 하루 정도 수면이 부족한 날이 있어도 수면 리듬이 크게 흐트러지지 않는다면 피로는 곧 풀린다.

성장호르몬으로 초회복

자는 시각과 일어나는 시각을 정하면 수면을 통한 피로 해소 효과도 커진다. 피로 해소 인자 외에도 뇌에서 분비되는 성장호르몬이 수면을 통한 피로 해소 효과의 열쇠를 쥐고 있다. 성장호르몬은 글자 그대로 어린이가 성장할 때 근육이나 뼈를 크고 강하게 만든다. '어린이는 자는 동안 성장한다'는 말은 실제로 맞는 말이다. 성장호르몬은 어린이뿐만 아니라 어른이 되어서도 분비된다. 성장호르몬은 손상된 조직을 다시 살리고 피로 해소를 돕는다.

운동 직후에도 성장호르몬은 분비된다. 운동으로 인해 생긴 피로를 풀기 위해서다. 성장호르몬 분비도 생체 시계로 조절되는데, 낮 동안에는 조금씩 정기적으로 분비된다. 성장호르몬 분비가 높아지는 시기는 잠든 지 약 1시간 후에 찾아오는 깊은 수면 시간대다. 낮에 분비된 호르몬 양보다 몇 배나 더 많이 한꺼번에 분비된다.

수면에는 깊은 논렘수면과 얕은 렘수면이 있고, 논렘수면의 깊이에는 세 단계가 있다. 전문적으로는 뇌파에 의해 단계가 판정된다. 논렘수면은 주파수가 낮은 세타(θ)파부터 시작해, 최종적으로는 주파수가 가장 낮은 델타(δ)파가 나타난다. 델타파가 전체의 50% 이상을 차지하는 상태가 3단계이다. 성장호르몬은 잠든 직후에 찾아오는 3단계의 논렘수면 때 많이 분비된다.

수면 리듬이 흐트러지고, 취침 시각이 평소보다 늦어지면 잠든 후 성장호르몬 분비량이 감소한다. 하루에 분비되는 성장호르몬 총량도 줄어들기 때문에 피로 해소를 생각한다면 손해를 보는 셈이다.

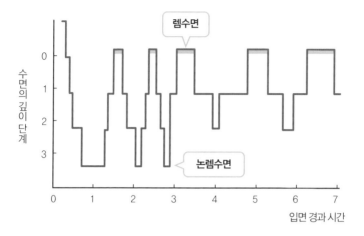

31

평일과 휴일의 생활 리듬을
바꾸지 않는다

KEY WORD   사회적 시차증 / 월요병 / 대사증후군

TO DO LIST   ☐ 휴일에도 평일과 다름없는 수면 리듬을 유지하자.

☐ 주말에 더 잔다면 1시간 이내로만 잔다.

수면 리듬을 지켜야 한다

대체로 직장에 다니는 사람들은 업무 시작 시간과 통근에 걸리는 시간을 계산하여 언제 일어날지 정한다. 하지만 코로나 시대가 되면서 재택근무 형태가 늘고, 출근 횟수가 줄어들면서 몇 시에 일을 시작할지는 각자 정할 수 있게 되었다. 그렇다고 항상 아침 7시에 일어나는데 '내일은 재택근무를 하니까 10시까지 자도 괜찮겠어. 오늘밤은 늦게까지 해외 드라마를 몰아서 봐야지!'라고 생각해서는

안 된다. 이미 언급했듯이 수면 리듬이 흐트러지면 성장호르몬도 원활하게 분비되지 않아 피로를 풀기 어려워진다.

재택근무를 하는 날에도 출근하는 날과 동일한 시각에 일어나고 잠드는 규칙을 지켜야 한다. 회사에 가지 않아도 된다면 집에 머무는 시간이 길어지니 잘 활용하길 바란다. 체력을 높이기 위해 운동이나 취미로 기분전환을 시도하여 스트레스를 해소하는 식으로 말이다. 휴일에도 평일처럼 수면 리듬을 지켜야 한다.

휴일에 더 자고 싶어지는 이유는 평일 중 수면 시간이 불충분하다는 증거다. 평일의 기상 및 취침 시간을 다시 설정하여 휴일에 늦잠을 자지 않아도 될 만큼의 수면 시간을 확보하자.

운동선수는 주말에 쉬지 않더라도 일주일에 하루 정도는 운동을 쉰다. 운동선수들에게 쉬는 날에 몇 시쯤 일어나는지 물어보면 거의 대부분 운동하는 날과 동일한 시간에 일어난다고 한다. 수면 리듬이 흐트러지면 피로가 완전히 풀리지 않아 심신 기능이 떨어진다는 사실을 운동선수들은 잘 알고 있는 셈이다.

사회적 시차증의 영향

평일에는 매일 아침 7시에 일어나는 사람이 휴일에는 2시간 더 늦잠을 자고 9시에 일어난다고 치자. 아침 햇살을 받는 시각이 늦어지는 만큼 생체 시계가 뒤로 늦춰진다. 멜라토닌이 분비되는 타이밍

이 늦어져 양도 줄어들고 그날 밤 쉽게 잠들지 못한다.

만약 토요일 밤에 늦은 시간까지 깨어 있으면 일요일에는 3시간 더 늦잠을 자고 10시에 일어나게 될지도 모른다.

그럴수록 생체 시계는 계속 뒤로 늦춰진다. 출근을 해야 하는 월요일 아침에 평소 기상 시각과 동일하게 일어나도 늦춰진 생체 시계로 인해 몸은 계속 나른한 상태. 이 현상은 해외여행으로 인한 시차 부적응과 비슷하여 '사회적 시차증(Social Jet-lag)'이라고 불린다.

휴일이 끝난 후 월요일이 되면 우울한 기분이 드는 '월요병'의 원인 중 하나로 사회적 시차증을 들 수 있겠다. 또 '사회적 시차증'이

▌사회적 시차증

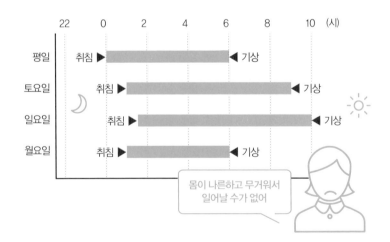

라는 단어를 만든 독일 뮌헨대학의 틸 뢰네베르크 교수는 사회적 시차증의 시간이 길수록 비만과 상관관계에 있는 BMI가 높아지기 쉽다고 밝혔다. 또 대사증후군이 나타나기 쉽다는 연구 데이터도 있다 (Persons, M.J.etal. Int J Obes(Lond), 2015 May;39(5):842-8). 비만도 대사증후군도 몸을 더욱 피곤하게 만든다.

주말에 사회적 시차증이 발생하면 월요일부터 일어나는 시각과 자는 시각을 동일하게 맞춰도 일주일 내내 졸리고 피곤한 상태가 이어진다. 주말에 좀 더 길게 자고 싶더라도 늦잠은 1시간 이내로만 자야 한다. 이 정도라면 생체 시계가 크게 교란될 일은 없다.

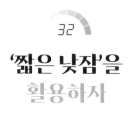

'짧은 낮잠'을 활용하자

TO DO LIST ☐ 하루 30분 이내로 짧게 낮잠을 자자.

점심 식사 후 낮잠이 주는 놀라운 효과

만약 휴일 아침에 더 자고 싶다면, 낮잠을 활용해보자.

널리 알려져 있진 않지만, 사실 운동선수는 낮잠을 자주 잔다. 격렬한 운동으로 피곤해서 밤에 푹 잤더라도 수면이 부족할 때가 종종 있다. 그래서 낮잠으로 보충을 한다. 운동선수가 낮잠을 자기에 가장 좋을 때는 오전 운동을 마친 후 점심을 먹고 난 시간대다. 오후 운동을 시작하기 전까지 체육관이나 회원제 스포츠클럽 등에 있는 빈 공간을 찾아 스트레칭 매트를 깔고 누워 낮잠을 잔다. 선수들이 더욱 편안하게 낮잠을 잘 수 있도록 조명을 꺼주는 식으로 배려해주는 곳도 있다.

점심 식사를 마친 시간대는 생체 시계 활동으로 졸음이 강하게 찾아온다. 회사원들도 점심 식사 후 회의 중에 졸음을 참느라 고생한 경험이 있을 것이다.

졸음은 자연스러운 현상이며 생체 시계가 '하루의 남은 후반전을 위해 한숨 좀 돌려'라고 유도하는 신호로 봐도 좋다. 편안한 마음으로 낮잠을 취해보자.

심신 기능을 올려주는 기력 회복 낮잠

낮잠을 잘 때는 짧게 자야 한다. 오랫동안 자면 깊은 수면에 빠져들게 되어, 눈을 떠도 수면 상태에서 각성이 잘 안 되는 멍한 상태(수면 관성, Sleep Inertia)가 된다.

또 낮에 너무 오래 자면 밤에 잠들지 못하게 되니, 낮잠은 30분 이내로만 자는 편이 좋다. 운동선수들도 낮잠은 길어야 30분 정도만 잔다.

기나긴 낮잠으로 밤에 잠들지 못하는 이유는 수면 압력이 저하되기 때문이다. 사람에게는 '날이 밝으면 일어나고, 어두워지면 졸리게 되는' 시각 의존성 수면과 각성 리듬 외에 피곤하면 졸리는 메커니즘이 있다. 이를 수면 압력이라고 한다. 27쪽에서도 언급했듯이 수면 압력은 오래 깨어 있고 활발하게 움직일수록 높아지고, 오래 자고 활동량이 적을수록 낮아진다는 특징이 있다.

밤을 새가며 업무를 볼 때는 수면 압력이 높아져 있는 상태라 눕자마자 잠들게 된다. 낮잠을 너무 오래 자면 밤에 잠들지 못하는 이유는 낮잠으로 수면 압력이 낮아졌기 때문이다.

이 짧은 낮잠은 '기력 회복 낮잠(Power Nap)'이라고 불리는데, 피로가 풀리고 집중력이 높아지며 작업 능률이 올라가는 효과가 있다. 집중력이 높아져 업무를 순조롭게 처리해낸다면 일도 빨리 마치게 되니 수면 시간을 확보하기 쉬워진다.

휴일뿐만 아니라 평일에 재택근무 중에도 30분 이내로 낮잠을 청해보자. 출근하는 날에도 자유롭게 쓸 수 있는 휴게실이나 회의실 등이 있다면 짧은 낮잠을 통해 피로를 푸는 습관을 들이자.

33

잠들지 못하는 밤에는
무리해서 자려고 하지 않는다

KEY WORD   수면 압력

TO DO LIST   □ 잠자리에 들었는데 15분 이상 지나도 잠이 오지 않는다면, 장
　　　　　　　소를 바꿔서 느긋하게 쉬고 졸음이 찾아올 때 다시 잠자리에
　　　　　　　든다.
　　　　　　　□ 하룻밤 정도 잠들지 못한다고 해도 신경 쓰지 않는다.

규칙적으로 일어나고 자는 생활을 해도 평소와 달리 잠들지 못할 때가 있다. 그럴 때 '빨리 안 자면 8시간 동안 못 자는데' 하고 초조하게 굴지 말자. 초조해지면 흥분해서 더더욱 잠들지 못한다.

잠자리에 들었는데 15분 이상 잠이 안 온다면 일단 이불 밖으로 나와서 거실로 이동하자. 조명을 어둡게 한 상태에서 잠시 느긋하게 쉬었다가 졸음이 오면 다시 이불 속으로 들어간다. 여러 차례 반복

하는 동안 수면 압력(졸음)이 높아져 어느새 잠들게 된다.

그럼에도 불구하고 잠이 안 온다면 초조해하지 말고 '하룻밤 정도 못 자도 괜찮아!'라고 담담하게 받아들이자.

내가 탁구 선수인 후지와라 아이 선수의 트레이너로 활동할 때였다. 일본탁구선수권 당일 아침, 후지와라 선수가 졸린 눈을 비비면서 전날 잠을 못 잤다고 한숨을 내쉬었다. 경험이 풍부한 운동선수

▌졸리지 않아도 신경 쓰지 않는다

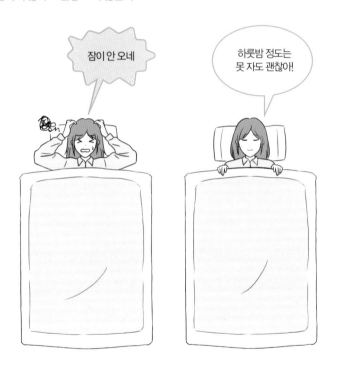

라도 큰 대회를 앞두고 있을 때는 긴장해서 잠들지 못할 때가 있다. 하지만 이날 후지와라 선수는 당당히 우승을 거머쥐었다.

피로 해소, 심신 기능 향상을 위해서도 수면은 중요하다. 그렇다고 하룻밤 제대로 못 잔 일로 너무 심각해지진 말자. 며칠 내내 잠들지 못한다면 심각한 문제로 봐야 하지만, 하룻밤 정도라면 그리 걱정하지 않아도 된다.

후지와라 선수처럼 전날 밤 한숨도 못 잤다 해도 심신 기능을 제대로 발휘한 사례는 많을 것으로 짐작된다. 직장인도 중요한 프레젠테이션이나 면접 등이 다가오면 잠을 청하지 못하는 날도 있을 텐데 그럴 때는 후지와라 선수의 에피소드를 떠올리며 '하룻밤 못 잔다고 해도 실력은 발휘할 수 있어!'라고 담담하게 생각하자. 쓸데없는 긴장이 풀려 의외로 스르륵 잠들게 된다.

34

졸음을 방해하는 요소를
멀리하자

KEY WORD   멜라토닌 / 세로토닌 / 중도각성 / 이뇨 작용

TO DO LIST   ☐ 잠들기 전에는 너무 밝은 빛, 카페인, 알코올음료를 피하자.

정해진 시각에 푹 잠들기 위해서는 잠을 방해하는 요소를 멀리해야 한다. 바로 ①너무 밝은 빛, ②카페인, ③알코올음료 이 세 가지다.

너무 밝은 빛

사람은 환경이 어두워지면 졸음이 오는 메커니즘을 갖추고 있지만 현대 사회에서는 원한다면 잠들기 전까지 방 안을 밝게 유지한 상태로 지낼 수 있다. 하지만 너무 밝은 빛은 잠을 방해한다.

이미 언급했듯이 생체 시계가 초기화되기 시작한 지 14~16시간

이 지나면 잠들기 적절한 체내 환경을 만드는 멜라토닌이 분비된다. 다만 너무 밝은 빛은 멜라토닌 분비를 멈추게 만든다.

멜라토닌은 세로토닌에서 합성되지만, 밝은 낮 동안에는 세로토닌에서 멜라토닌을 만드는 효소 활동이 중단된다. 밤에 어두워지면 이 효소의 스위치가 다시 켜져 멜라토닌이 늘어난다. 그러나 밤이 되어도 너무 밝은 빛을 받으면 세로토닌에서 멜라토닌을 만드는 효소의 작용이 멈추고 결국 멜라토닌이 부족해져 잠들기 어려워진다. 주변이 어두워지면 방 안의 조명도 낮추자. 간접조명을 활용해 눈에 직접 강한 빛이 닿지 않도록 해도 좋다.

┃ 세로토닌과 멜라토닌

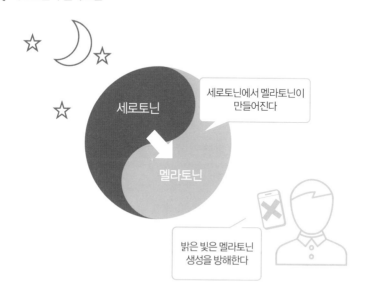

세로토닌에서 멜라토닌이 만들어진다

세로토닌

멜라토닌

밝은 빛은 멜라토닌 생성을 방해한다

낮에 졸음을 쫓기 위해 커피를 마시는 사람이 많이 있다.

커피에 함유된 카페인은 뇌 안에서 흥분을 억제하는 메커니즘을 방해하기 때문에 강한 각성 작용이 있다고 봐야 한다. 하지만 지치지 않는 몸 만들기에 효과적인가 하면, 그렇지도 않다.

자기 전에 카페인이 들어 있는 음료를 마시면 각성 작용으로 잠들지 못할 때가 있다. 카페인에는 배뇨를 촉진하는 이뇨 작용도 있어 한밤에 화장실에 가느라 잠에서 깨면 그때부터는 잠들지 못하는 '중도 각성' 현상이 찾아온다. 이뇨 작용으로 몸의 탈수가 진행되면 피로는 더더욱 풀기 어려워진다.

카페인을 섭취한 지 몇 시간까지 각성 작용이나 이뇨 작용이 지속되는지에 대해서는 체질이나 섭취 빈도에 따라 큰 차이가 난다.

섭취한 지 3시간이 되면 효과가 없어지는 사람이 있는 반면, 섭취한 지 4시간 이상 효과가 이어지는 사람도 있다. 잠들기 전까지 시간이 꽤 걸리는 편이라면 저녁 식사 후 카페인을 섭취하지 않는 편이 좋다. 식사 후 음료는 카페인이 없는 음료, 생수, 무설탕 탄산수 중에서 고르도록 하자.

카페인은 커피 외에 녹차, 홍차, 우롱차와 같은 차 종류, 코코아, 콜라 등에도 있다. 영양 드링크, 에너지 드링크 중에도 카페인이 많은 음료가 있으니 저녁 이후에는 만약을 대비해 삼가도록 하자.

피로 해소에 알코올은 천적이라고 할 수 있다. 알코올에 취하면 감각이 둔해져 피로감이 줄어드나 피로 자체는 그대로 남은 상태다. 오히려 알코올 대사로 내장의 활동량이 늘어나기 때문에 피로가 늘어난다.

또 알코올은 편안하고 깊은 잠을 방해한다. 알코올은 일시적으로 강한 졸음을 불러일으키기 때문에 잠들기 전 술에 기대고 싶어 하는 사람이 많을 것이다.

알코올의 힘을 빌려 잠들었다고 해도 얕은 렘수면이 늘어나는 반면 깊은 논렘수면은 줄어들어, 분명 잠을 잤는데도 피로가 풀리지 않

▎얕은 잠의 원인은 알코올

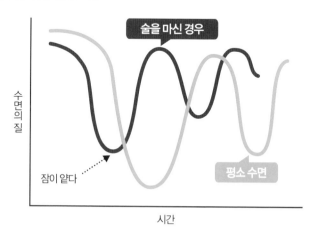

게 된다. 또 알코올에는 카페인과 마찬가지로 이뇨 작용이 있기 때문에 도중에 잠에서 깨기 쉬워, 중도 각성과 탈수 작용을 일으킨다.

알코올은 의존성이 강해 잠들기 전에 계속 마시면 내성이 생겨 음주량이 늘어나기 시작한다. 처음에는 1잔을 마시고 잠들었지만 점차 2잔을 마시지 않으면 잠들지 못하게 되고 양이 3잔, 4잔으로 늘어나게 된다.

알코올을 너무 많이 마시면 위장과 간장에 부담을 주게 될 뿐만 아니라 암이 발생하기도 한다. 잠들기 전 음료를 마시고 싶다면 위장과 간장에 부담을 주지 않는 따뜻한 물이나 옥수수수프 등을 마시자.

35

기상 시 감각을 기준으로 한
수면 자가 진단 실시

KEY WORD   수면 일지 / 입면 장애 / 중도 각성 / 조기 각성

TO DO LIST   □ 수면 일지를 써서 스스로 수면의 질을 평가하자.
　　　　　　□ 아침에 일어났을 때, 피로 자가 진단을 실시하자.

수면의 문제점을 인식한다

　몸에 쌓인 피로를 풀기 위해 필요한 수면 시간에는 개인차가 있다. 같은 사람이라도 낮에 어떤 활동을 하며 지냈는지에 따라 적절한 수면 시간이 달라진다.

　다이어트를 할 때는 체중이나 체지방률을 측정해 감량이 순조롭게 진행되고 있는지 평가한다. 수면도 마찬가지로 자가 진단이 필요하다. 수면으로 피로가 풀렸는지의 여부를 평가하도록 수면 일지를

기록해보자.

수면 일지는 단순히 몇 시간 잤는지를 쓰기 위한 것이 아니다. 잠자리에 든 시각, 잠들었을 시각, 낮에 졸음이 왔던 시간대, 아침에 일어났을 때 느낀 피로의 감각 등을 기록한다. 기록을 하다 보면 숨어 있던 수면의 문제점이 뚜렷하게 보인다.

졸려서 잠자리에 들었는데 30분 이상 잠들지 못한다면 자려고 해도 잠들 수 없는 '입면 장애'일 가능성이 있다. 일단 잠들었는데, 도중에 깨어 다시 잠들지 못하게 된 상태를 앞서 이야기한 '중도 각성', 일어나려고 했던 시각보다 1~2시간 빨리 잠에서 깬 후 더이상 잠들

┃ 수면 일지

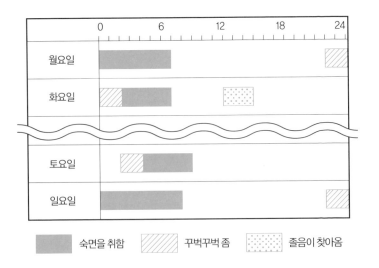

지 못하는 상태를 '조기 각성'이라고 한다.

　이상의 세 가지는 수면 장애의 대표적인 증상이다. 낮에 졸음이 온다면 수면 시간이 충분하지 못했다는 증거로 봐야 한다. 특히 오전 중에 심하게 졸린 사람은 수면 시간을 더 길게 가져야 한다.

　수면을 자가 진단할 때 내가 중요하게 여기는 부분은 아침에 일어났을 때 느끼는 피로의 감각이다. 일어나서 활동을 시작하면 다양한 정보가 들어와 어느 정도 피곤한지 파악하기 어려워진다. 본격적으로 활동을 시작하기 전 이른 아침 시간대라면 주변 상황에 방해받지 않고 피로에 대해 올바른 평가를 내릴 수 있다.

　수면으로 피로가 완전히 풀렸다면 새롭게 태어난 마냥 몸이 가볍게 느껴진다. 아침부터 나른하고 몸이 무겁게 느껴진다면 피로는 풀리지 않았다고 봐야 한다.

　자가 진단을 통해 자신이 무엇을 개선해야 할지 발견했다면 이 장에서 소개한 수면 개선책을 더욱 적극적으로 실천해보자. 수면은 충분히 취하고 있는데 아침에 피로가 남아 있는 기분이 들면 수면 외 다른 원인으로 피로가 풀리지 않았을 가능성이 있다. 이 책의 다른 장도 정독하길 바란다.

5장

지친 근육을 풀어주는 초회복

스트레칭으로 피로 해소를 돕는다

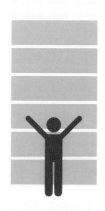

36

30분에 한 번씩 일어나
수분을 보충한다

KEY WORD 고관절 / 밀킹 액션 / 불감 증산 / 심부정맥혈전증

....

TO DO LIST ☐ 재택근무 중 적어도 30분에 한 번은 자리에서 일어나 주변을
걷자.

☐ 목이 마르기 전에 수분을 보충한다.

☐ 소변 색깔로 탈수를 평가한다.

밀킹 액션과 수분 보충

재택근무를 하면 직장 동료와의 교류가 없어 홀로 계속 앉아 업무를 보게 된다. 앉아서 업무를 보는 자세는 밀킹 액션의 작용을 방해하여 피로를 불러일으킨다.

적어도 30분에 한 번은 일어나 방 안을 걷도록 하자. 앉아 있는 동안 막혀 있던 혈액과 림프액이 흐르고, 다리 근육에서는 밀킹 액션

174

작용이 일어난다. 가능하면 외출해서 집 근처를 산책해보자. 환경이 바뀌면 잘 안 풀리던 일의 해결책이 보이거나 새로운 아이디어가 떠오를 때도 있다.

책상에서 하던 업무를 멈추고 자리에서 일어나면 수분을 보충하러 가자. 목이 마른 상태가 아니더라도 컵 1잔 정도의 물을 마시자. 목이 마르다고 스스로 느낄 때는 이미 수분이 부족한 상태이기 때문이다.

몸을 움직여 땀 흘리지 않더라도 우리는 하루에 900mL나 되는 수분을 잃는다. 이러한 현상을 '불감 증산'이라고 한다. 공기정화기

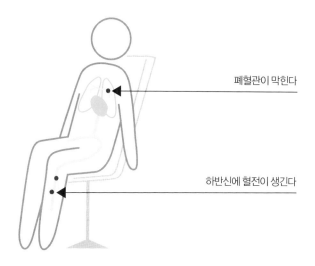

┃ 심부정맥혈전증의 메커니즘

폐혈관이 막힌다

하반신에 혈전이 생긴다

를 계속 틀어둔 실내는 건조할 때가 많아서 갈증을 느끼지 않더라도 이미 탈수 상태일 때가 있다. 수분이 부족하면 혈액과 림프액 순환도 정체된다.

소변 색깔로 탈수 상태를 판단

탈수 상태는 소변 색깔로 간단하게 알아볼 수 있다.

소변이 밝은색, 매우 옅은 노란색, 투명한 색이라면 수분이 충분한 상태다. 하지만 진한 노란색, 갈색이라면 탈수 상태에 있다고 봐야 한다.

먼 곳에 출장을 다녀올 때 피로를 느끼는 사람이 많다. 비행기나 열차 등에서 장시간 이동하는 중 계속 앉아 있고, 수분 보충을 못 하게 될 때가 많기 때문이다.

긴 시간 계속 앉아 있다 보면 심부정맥혈전증(이코노미 클래스 증후군)이 발생할 때가 있다. 탈수 증상으로 혈액이 끈적끈적해지면 하반신에 혈전이라는 핏덩어리가 생기는데 걸을 때 혈전이 혈관 내를 이동하다 폐의 혈관에 쌓이는 것이다. 가급적 계속 앉아 있지 말고 적절하게 움직이며 수시로 수분을 보충하자.

37

전신 근육을 풀어주는
프로그램

KEY WORD   점진적 근이완법

TO DO LIST   ☐ 몸의 특정 부위에 힘을 주었다가 빼는 동작으로 근육 긴장을
해소하자.

☐ 어깨나 몸이 자주 결리는 사람은 어깨와 목 근육을 풀어준다.

☐ 만성적인 요통을 앓는 사람은 엉덩이, 허리, 배 주변의 근육을
이완하자.

점진적 근이완법으로 근육을 풀어주자

근육의 긴장을 푸는 효과적인 방법 중 하나는 '점진적 근이완법'
이다. 전신의 근육을 서서히 풀어주는 긴장 이완 기법으로 1929년
에 미국의 의사 에드먼드 제이콥슨이 개발했다. 피곤한데도 긴장감
이 심해 잠들지 못하는 사람에게 권하고 싶은 기법이다.

긴장한 근육을 푸는 일은 생각만큼 쉽지 않다. "발 뒤에 있는 근육을 풀어주세요."라는 지시에 대부분 따르지 못한다.

이럴 때는 아예 발 뒤 근육 전체에 힘을 꽉 준다. 그리고 나서 단번에 힘을 빼면 운동선수가 아니라도 근육을 쉽게 이완할 수 있다. 진자를 높이 들어 올릴수록 손을 떼었을 때 반동으로 반대편에 높게 올라가는 현상과 비슷하다. 강하게 긴장을 가하는 만큼 이완되기 쉽다.

이 진자의 원리를 긴장 이완에 적용한 것이 바로 점진적 근이완법이다. 효과적으로 근육을 이완하기 위해 지켜야 할 다섯 가지 수칙은 아래와 같다.

▎점진적 근이완법 다섯 가지 수칙

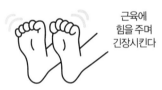
근육에
힘을 주며
긴장시킨다

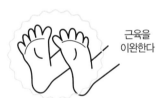
근육을
이완한다

1 긴장을 주는 시간은 15~30초 정도. 이때 60~70% 정도의 힘만 준다. 70% 이상의 힘을 주면 긴장을 풀기 어렵다.

2 단번에 힘을 빼고 그 상태로 30~60초간 근육을 이완한다.

3 숨을 들이쉬면서 힘을 주고, 내쉬면서 힘을 뺀다.

4 근육이 이완되는 동안 배에 공기가 들어가도록 코로 숨을 깊게 들이쉬고, 배를 쏙 집어넣은 상태에서 입으로 길게 숨을 내쉬는 복식호흡을 천천히 실시하며 편안한 기분을 만끽한다.

5 잠들기 전이나 휴식 시간 등에 실시하고 식사 직후는 피한다.

지금까지 언급한 기본적인 내용에 맞춰 점진적 근이완법 프로그램을 자세히 소개하고자 한다.

점진적 근이완법은 손 ⇒ 아래팔(전완) ⇒ 위팔(상완) ⇒ 발·종아리 ⇒ 허벅지 ⇒ 엉덩이 ⇒ 허리 ⇒ 배 ⇒ 가슴 ⇒ 어깨 ⇒ 목 ⇒ 얼굴 ⇒ 머리와 같은 흐름으로 실시한다.

점진적 근이완법의 전체 프로그램

• 준비

침대 또는 바닥에 매트를 펴고 똑바로 누워, 코로 숨을 들이쉰 후 입으로 천천히 가늘고 길게 숨을 내쉰다. 반복하다 보면 마음이 차분해진다.

• 손

긴장: 양손 마디에 힘주며 주먹을 쥔다. ⇒ **이완:** 힘을 빼고 편안하게 머문다.

• 아래팔

긴장: 양손 마디에 힘주며 주먹을 쥔 채 손목을 안쪽으로 돌린다. ⇒ **이완:** 힘을 빼고 편안하게 머문다.

• 위팔1

긴장: 양쪽 팔꿈치를 깊게 굽히며, 양팔로 몸의 겨드랑이를 조이듯 힘을 준다. ⇒ **이완:** 힘을 빼고 편안하게 머문다.

• 위팔2

긴장: 양팔을 어깨높이만큼 앞으로 뻗고, 손가락도 쭉 편다. 손가락에 힘을 준다. ⇒ **이완:** 힘을 빼고 편안하게 머문다.

• 위팔3

긴장: 양손을 꽉 쥐고, 팔꿈치를 당긴 상태에서 팔 전체를 앞으로 뻗는다. ⇒ **이완:** 힘을 빼고 편안하게 머문다.

• 다리·종아리

긴장: 발끝이 위를 향하게 두고 종아리에 힘을 준다. ⇒ **이완:** 힘을 빼고 편안하게 머문다.

• 허벅지

긴장: 발꿈치로 바닥을 디딘 상태에서 무릎과 허벅지에 힘을 준다. ⇒ **이완:** 힘을 빼고 편안하게 머문다.

• 엉덩이

긴장: 엉덩이 주변 근육을 안으로 조이듯 힘을 준다. ⇒ **이완**: 힘을 빼고 편안하게 머문다.

• 허리

긴장: 허리를 뒤로 젖히고 배를 앞으로 내밀며 힘을 준다. ⇒ **이완**: 힘을 빼고 편안하게 머문다.

• 배

긴장: 복근에 힘을 준다. ⇒ **이완**: 힘을 빼고 편안하게 머문다.

• 가슴

긴장: 양쪽 어깨를 가능한 만큼 뒤로 젖혀 등 가운데로 모으며, 가슴 가득히 숨을 들이쉬며 힘을 준다. ⇒ **이완**: 힘을 빼고 편안하게 머문다.

• 어깨

긴장: 등과 목을 똑바로 세우고, 양쪽 어깨를 귀로 끌어올린 후 목을 움츠리는 듯한 자세에서 힘을 준다. ⇒ **이완**: 힘을 빼고 편안하게 머문다.

● 목1

긴장: 머리를 오른쪽으로 기울이며 긴장을 준다. ⇒ **이완:** 천천히 힘을 빼고 원래 자세로 돌아온다.

● 목2

긴장: 목을 왼쪽으로 기울이며 긴장을 준다. ⇒ **이완:** 천천히 힘을 빼고 원래 자세로 돌아온다.

● 목3

긴장: 턱을 위로 내밀고 머리를 젖히며 긴장을 준다. ⇒ **이완:** 천천히 힘을 빼고 원래 자세로 돌아온다.

● 목4

긴장: 턱을 당기고 머리를 앞으로 기울여 인후와 고개에 긴장을 준다. ⇒ **이완:** 천천히 힘을 빼고 원래 자세로 돌아온다.

● 얼굴1

긴장: 눈을 감은 상태로 눈썹을 위로 당기고, 이마에 가로 주름을 만든다. ⇒ **이완:** 힘을 빼고 편안하게 머문다.

• 얼굴 2

긴장: 눈을 꾹 감고 미간에 주름을 모으고, 턱밑에 긴장을 준다. ⇒
이완: 힘을 빼고 편안하게 머문다.

• 머리 1

긴장: 어금니를 악물고, 턱 전체에 힘을 준다. ⇒ **이완:** 힘을 빼고
편안하게 머문다.

• 머리 2

긴장: 입술에 힘을 주고 입을 오므린다. ⇒ **이완:** 힘을 빼고 편안하
게 머문다.

전부 다 실시하기는 힘들 테니 자신에게 필요한 동작만 먼저 실시해보자.
가령 항상 어깨나 목이 걸린다면 어깨와 목의 긴장을 풀어보자. 만성적인
요통에 시달린다면 엉덩이, 허리, 배 주변의 긴장을 풀어보자.

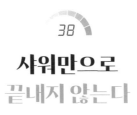

샤워만으로
끝내지 않는다

KEY WORD	욕조 입욕 / 온열 작용 / 정수압 작용 / 부력 작용 / 온냉 교대욕 / 아이싱
TO DO LIST	☐ 샤워만으로 끝내지 말고 욕조에 몸을 담그는 습관을 들인다.
	☐ '온냉 교대욕'으로 혈액을 촉진하여 피로를 줄이자.

욕조에 들어가는 습관을 들이자

지치지 않는 몸을 만들고 싶다면 샤워만 하지 말고, 욕조에 몸을 담그는 습관을 들이자. 운동선수들도 대체로 매일 같이 욕조에 들어가 목욕을 한다. 샤워 시설밖에 없는 해외 호텔에 머물 때 '피로를 풀기 어렵다'는 소리를 들을 정도다.

욕조 목욕을 하면 샤워만으로는 얻기 어려운 세 가지 피로 해소

작용을 누릴 수 있다. 바로 ①온열 작용, ②정수압 작용, ③부력 작용
이다. 순서대로 살펴보자.

①온열 작용은 따뜻한 물에 들어가면 생기는 현상이다. 혈관이 열
려 혈액 흐름이 촉진되기 때문에 피로 인자와 피로 해소 인자가 신진
대사를 하며, 세포가 원하는 산소와 에너지원이 골고루 퍼지면서 노
폐물 배출도 촉진된다. 근막의 피로도 온열 작용으로 풀 수 있다.

피로 해소에 적절한 욕조 물 온도는 38℃에서 41℃로 미지근할
정도다. 몸속까지 따뜻해지도록 오래 몸을 담그면 좋다. 미지근한
물은 몸에 주는 부담도 적고, 심신을 안정시키는 부교감신경이 활성

| 욕조 목욕이 주는 세 가지 피로 해소 효과

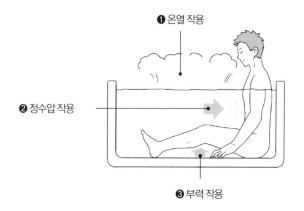

❶ 온열 작용

❷ 정수압 작용

❸ 부력 작용

화되기 쉬우며 이로 인해 혈관이 더 넓어져 온열 작용이 한층 원활해진다.

42℃ 이상 뜨거운 물은 자극이 너무 강해 혈관을 수축하는 교감 신경이 활성화되니 주의해야 한다. 온열 작용을 더욱 높이고 싶다면 탄산 입욕제를 활용할 만하다. 피부가 탄산가스를 흡수하면 피부 혈관이 확장된다고 알려져 있다.

②정수압 작용은 수압으로 인해 생긴다. 수심 1cm 당 $1g/cm^2$의 수압이 걸리기 때문에 전신에는 700kg이나 되는 수압이 걸린다는 계산이 나온다.

이 수압이 비교적 피부와 가까운 곳을 흐르는 정맥과 림프관을 압박하기 때문에 정맥혈과 림프액의 순환이 좋아지고 노폐물도 배출된다. 수심이 깊어질수록 수압이 커지는 관계로 발가락부터 종아리, 허벅지 순으로 수압이 줄어들며 심장으로 돌아가는 정맥혈과 림프액의 흐름이 원활해진다.

③부력 작용은 그 유명한 아르키메데스 법칙과 관련이 있다. 물을 가득 채워 넣은 욕조에 몸을 담그면 물이 밖으로 흘러넘친다. 이때 넘쳐흐른 물의 무게와 동일한 정도의 부력을 얻게 된다.

땅 위에서는 항상 중력이 몸에 가해져, 중력에 저항하는 자세를 유지하기 위해 근육은 계속 움직이며 긴장을 강요받는다. 이때 쓰이는 근육은 하반신과 등에 있는 항중력근이다. 물속에서는 중력의 부담이 줄어들어 항상 자세 유지에 관여하는 항중근력의 긴장이 쉽게 풀린다.

'온냉 교대욕'으로 혈행을 촉진

욕조 목욕도 효과적이지만 피로 해소를 촉진하고 싶을 때 온냉 교대욕을 실시하면 좋다. 온냉 교대욕이란 온탕과 냉탕에 번갈아 들어가는 입욕법이다. 온탕에 들어가면 혈관이 확장되고, 냉탕에 들어가면 혈관이 축소된다. 이 과정을 반복하면 혈관이 확장되었다가 축소되면서 밀킹 액션과 같은 펌프 작용이 일어나 피로가 풀린다.

온냉 교대욕을 실시하는 일반적인 방법은 다음과 같다. 차가운 물(15~20℃)과 따뜻한 물(40~45℃)을 준비해서 188쪽 '온냉 교대욕 순서' ①~③을 5~10세트 정도 실시한다. 냉탕은 어린이 풀장 튜브를 활용할 만하다. 목욕탕에 어린이 풀장 튜브를 두어 차가운 물을 넣고, 욕조에는 따뜻한 물을 넣으면 온냉 교대욕을 할 수 있다.

집에서 온냉 교대욕을 실시하기가 어렵다면 냉탕 시설을 갖춘 근처 공중목욕탕에서 온냉 교대욕을 시도해보자. 평일에 바쁘다면 비교적 시간적 여유가 있는 주말에 해보길 바란다.

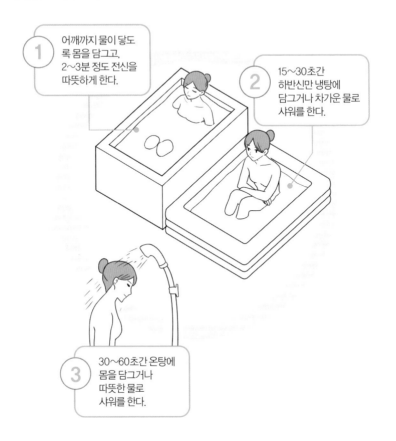

온냉 교대욕의 효과를 실감했던 에피소드가 있다. 몇 년 전, 나는 100km를 달려야 하는 울트라마라톤 경기에 참여했다. 100km를 달렸더니 양쪽 다리에 피로가 잔뜩 쌓였다. 마라톤 경기를 마친 후 아이싱을 하러 갔다.

아이싱이란 급성 스포츠 장애를 일으킨 환부를 차갑게 하는 조치법이다. 혈관을 수축해 염증이나 출혈을 막는 동시에, 세포의 대사 레벨을 낮추며 주변 세포의 저산소증(산소가 골고루 퍼지지 못해 산소 부족으로 생긴 장애)을 최소한으로 억제해 피로 해소를 빠르게 돕는다.

그날 밤 머물렀던 숙소 안 목욕탕에 냉탕이 있어서 온냉 교대욕을 실시해보았다.

온냉 교대욕 효과를 검증하고자 오른쪽 다리만 온냉 교대욕을 실시하고 왼쪽 다리는 평상시처럼 따뜻한 물로만 씻었다. 그랬더니 다음날, 온냉 교대욕을 실시했던 오른쪽 다리는 가벼워졌던 반면, 온냉 교대욕을 실시하지 않은 왼쪽 다리는 염증이 빠지지 않아 단단히 부어 통증까지 생겼다. 그때 온냉 교대욕의 위력을 실감했다.

다만 냉탕 목욕과 온냉 교대욕은 혈압에 변화를 주기 때문에 혈압에 이상이 있는 사람은 실시하지 않는 편이 좋다. 혈압의 정상치는 가정에서 측정할 경우 최고 혈압 136mmHg 미만, 최소 혈압 85mmHg 미만이다. 또 부정맥 등 심장질환이 있는 사람은 냉탕 목욕도 온냉 교대욕도 절대 실시해서는 안 된다. 이 외에도 지병이 있다면 냉탕 목욕이나 온냉 교대욕을 하기 전 주치의와 상의하는 편이 좋다.

39

피로를 푸는
스포츠 오일 마사지

KEY WORD   수마사지 부작용 / 염증 / 스포츠 오일 마사지

TO DO LIST   ☐ 액과 림프액의 흐름을 촉진하는 '스포츠 오일 마사지'를 시도
해보자.

☐ 전신 마사지는 30~60분, 국소 마사지는 5~20분 정도로만
받는다.

일반적인 마사지 효과는 일시적

운동선수처럼 근육을 계속 격렬하게 쓰면 근육에 피로가 쌓인다.
하지만 운동선수와 달리 운동 부족으로 근육을 전혀 쓰지 않는 사람
도 근육에 피로가 쌓인다. 근육은 사용하지 않으면 쇠약해져 근력이
떨어지고, 체중을 지탱하기조차 어려워진다. 그로 인해 원하는 동작
을 취할 수 없게 되어 근육에 점차 피로가 쌓인다.

또 근육을 움직이지 않으면 혈류가 나빠져 피로 인자와 피로 해소 인자의 신진대사 활동이 원활하게 이루어지지 않는다. 게다가 필요한 산소나 에너지원이 전달되지 않아 피로를 초래하는 노폐물 배출도 정체되어 결국 피곤해진다.

근육을 과하게 사용할 때나 전혀 사용하지 않을 때도 우리 몸은 쉽게 지친다. 근육의 피로를 푸는 가장 대중적인 방법은 마사지가 아닐까. 근육에 피로가 쌓였다 싶으면 근처에 있는 마사지 숍으로 달려가는 사람이 적지 않다. 32쪽에서 소개했던 SB크리에이티브 출판사 직원 47명을 대상으로 한 설문 조사에서도 피로 해소를 위한 방법으로 마사지가 3위를 차지했다.

일반적인 마사지 숍에서 이뤄지는 마사지는 대체로 결림이나 통증이 있는 곳을 집중적으로 지압을 하거나 주무르는 행위로 이루어진다. 이런 유형의 마사지만으로는 피로가 완전히 해소되지 않는다. 일시적으로 기분은 좋아지나 피로는 그대로 남는다.

피로를 풀고 싶은 마음에 자극이 강한 마사지를 받으면 다음날 그 부분에 통증이 생길 수 있다. '마사지 부작용'이다. 마사지 부작용이 생길 정도로 강한 자극을 받아야만 마사지 효과가 있다고 굳게 믿는 사람도 있다. 하지만 마사지 부작용은 되도록 피해야 한다.

마사지 부작용은 이를테면 격렬한 근육운동 후에 생기는 근육통과 비슷한데, 근육에 염증이 생겼다는 신호다. 염증은 손상 등 정상적이지 않은 상태에 대한 방어 반응으로 생긴다. 만성적인 염증이 계속 이어지면 피로와도 연결된다.

흔히들 격렬한 트레이닝을 하는 운동선수라면 매일 마사지를 받는 이미지를 떠올린다. 하지만 실제로 선수들이 마사지를 받는 빈도는 대체로 주 1회 많아도 3일에 한 번 정도다. 마사지 부작용까지는 아니더라도 마사지로 작은 염증이 생기고, 염증이 곧 피로로 이어진다는 점을 잘 알고 있기 때문이다.

누르지도 주무르지도 않는 '스포츠 오일 마사지'

더 자세히 이야기하자면, 스포츠 현장에서 이루어지는 마사지는 누르거나 주무르는 방식이 아니다. 오일을 발라 손으로 문지르는 '스포츠 오일 마사지'를 주로 실시한다.

오일을 윤활유로 사용하는 스포츠 마사지로 마사지 부작용이 발생할 일은 거의 없다. 내가 트레이너 공부를 시작한 미국에서 선수들을 위한 마사지란 일반적으로 스포츠 오일 마사지였다.

스포츠 오일 마사지가 근육 피로 해소에 효과적인 이유는 혈액과 림프액의 흐름을 촉진해주기 때문이다.

근육에 있는 말초 혈관은 심장에서 나온 혈액이 운반하는 산소와 에너지원을 반드시 필요로 한다. 산소와 에너지원을 활용해 대사를

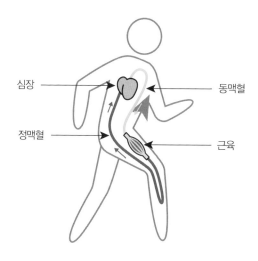

심장

동맥혈

정맥혈

근육

진행한 후 발생한 대사산물, 노폐물을 혈액과 림프액으로 빠르게 배출시킨다.

심장에서 말초 혈관으로 흐르는 혈액을 동맥혈, 말초 혈관에서 심장으로 돌아오는 혈액을 정맥혈이라 한다. 정맥혈의 일부는 림프액이 되며, 림프액은 최종적으로 정맥혈과 합류해 심장으로 돌아온다.

이러한 흐름이 어디에선가 정체되면, 피로 인자와 피로 해소 인자의 신진대사가 느려진다. 필요한 산소와 에너지원이 골고루 닿지 않으면 대사산물이나 노폐물도 충분히 배출되지 못해 결국 피로의 원인이 된다.

스포츠 오일 마사지는 정맥혈과 림프액의 순환에 특히 도움을 준다. 심장은 펌프와 같다. 동맥혈을 내보낼 수 있지만, 정맥혈과 림프액을 빨아들이는 작용은 못한다. 심장 대신 정맥혈과 림프액을 심장에 보내는 역할은 종아리 근육의 수축과 이완으로 이뤄진다. 근육이 수축과 이완 작용을 할 때마다 혈관과 림프액도 압박되었다가 풀리기를 반복하며 이로 인해 정맥혈과 림프액이 돌아간다. 이 과정이 바로 앞에서도 언급했던 '밀킹 액션'이다. 스포츠 오일 마사지로 심장을 향해 몸을 부드럽게 문지르면 밀킹 액션처럼 정맥혈과 림프액의 흐름이 촉진된다.

그 외에도 스포츠 오일 마사지에는 ①피부에 대한 작용, ②근육에 대한 작용, ③신경에 대한 작용이 있다.

① **피부에 대한 작용** ⇒ 피부에 산재한 감각 수용기를 자극하여 반사적으로 피부 혈관이 확장되기 때문에 혈류량이 증가하여 신진대사가 촉진된다.

② **근육에 대한 작용** ⇒ 근육을 움직이거나 자극을 주어 근육 내 혈류가 좋아지며, 대사물과 노폐물 배출이 원활하게 이루어진다.

③ **신경에 대한 작용** ⇒ 부드럽게 문지르는 자극은 운동 신경의 흥분을 강하게 하고, 힘을 주어 압박하는 자극은 감각 신경의 흥분을 억제한다.

스포츠 오일 마사지를 받는다면 소요 시간을 전신 마사지 30~60

분, 어깨나 허리 등에 집중적으로 하는 국소 마사지는 5~20분 정도까지만 한다. 그래야 피로를 멀리하게 된다. 또 식사 직후에는 마사지를 피하고, 적어도 60분 이후에 실시하자. 같은 자세를 오랫동안 취하지 않도록 하고, 통증 부위는 마사지를 하지 않는다.

40

정적 스트레칭으로
밀킹 액션을 활성화

KEY WORD   정적 스트레칭 / 골지 힘줄 기관 / 신장반사 / 근방추 / 근막

TO DO LIST   □ 반동을 사용하지 않고 조심스럽게 천천히 늘이자.

□ '아프지만 시원한' 정도까지만 하되, 통증만 느끼게 되는 지점 까지는 늘이지 않도록 한다.

□ 한 부위당 20초×2~3세트 실시한다.

□ 늘이는 동안 호흡을 멈추지 않는다.

□ 운동 후나 목욕을 막 마쳤을 때처럼 근육이 따뜻해진 상태에 서 실시한다.

피로 해소를 돕는 스트레칭

앞장에서 소개한 스포츠 오일 마사지와 함께 스트레칭을 실시하 면 근육 피로를 더욱 효과적으로 해소할 수 있다.

스트레칭에는 반동을 사용하지 않고 조심스럽게 근육을 늘리는 정적 스트레칭과 국민 체조처럼 반동을 주면서 있는 힘껏 근육을 늘이는 동적 스트레칭이 있다. 두 스트레칭 모두 피로 해소에 강력한 효과를 볼 수 있다. 그중에서도 더욱 효과적인 것은 정적 스트레칭이다. 정적 스트레칭을 실시하면 근육의 유연성이 높아지고 관절의 움직이는 범위가 넓어진다. 관절 가동성이 넓어지면 근육의 움직임이 좋아지고, 긴장이 풀리면서 혈류가 원활해지기 때문에 근육의 피로가 쉽게 풀린다.

정적 스트레칭을 통해 다리의 근육이 압박되면, 밀킹 액션도 잘 이루어진다. 동적 스트레칭을 할 때도 마찬가지다. 밀킹 액션이 활발해지면 혈액과 림프액의 흐름이 원활해져 피로가 잘 풀린다.

정적 스트레칭으로 근육을 늘이자

정적 스트레칭으로 근육의 유연성이 높아지는 메커니즘을 좀 더 자세히 살펴보자. 근육의 말단 부위인 힘줄에는 골지 힘줄 기관이라는 작은 센서가 심겨 있다. 이 힘줄 기관은 근육이 늘어나는 정도를 살핀다.

정적 스트레칭으로 근육을 계속 늘이면 골지 힘줄 기관에서는 신경(Ib 감각뉴런)을 통해 '근육이 늘어나고 있어'라며 척수로 신호를 전달한다. 그렇게 되면 척수는 늘어나는 근육을 '이완해!'라고 지령

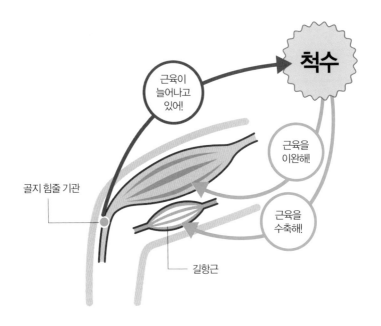

을 내린다. 근육이 너무 늘어나 손상을 입지 않게 하기 위해서다. 동시에 늘어나는 근육과 반대로 작용하는 근육(길항근)을 수축하라는 지령이 척수에서 근육으로 전달된다. 길항근이 수축하면 근육은 더욱 쉽게 늘어난다.

정적 스트레칭을 할 때는 신장반사를 일으키지 않는 것이 중요하다. 신장반사란 근육이 갑자기 늘어날 때 반사적으로 수축하려는 반응이다.

힘줄에 골지 힘줄 기관이 배치되어 있듯이 근육에는 근방추라고 하는 센서가 심겨 있어 근육이 늘어나는 상태를 감지한다. 근육이 갑자기 늘어나면, 근방추에서 신경을 통해 척수로 정보가 전달된다. 그렇게 되면 늘어나는 근육을 수축하고, 길항근을 이완하라는 지령이 척수로부터 나온다. 이 작용이 바로 신장반사다. 근육이 전에 없이 갑자기 늘어나 다치는 일이 없도록 하기 위해서다.

신장반사를 피하려면 정적 스트레칭을 할 때 반동을 사용하지 않고, 천천히 조심스럽게 근육을 늘여보자. 한 부위당 20초 정도 지속하면, 골지 힘줄 기관을 통한 메커니즘이 작용해 유연성이 회복된다. 이때 통증을 느낄 정도로 무리해서 늘이지 않는다. 통증을 느끼는 순간 근육은 긴장하며 좀처럼 이완되지 않는다. 또 근육을 조심스럽게 늘이는 동안 호흡을 멈춰서는 안 된다. 숨을 내쉬면서 실시하면 근육이 더욱 쉽게 늘어난다.

근막을 이완해 유연성을 높인다

근육의 유연성을 방해하는 것은 근육뿐만 아니라 관절이나 힘줄, 피부와도 관련이 있다. 그중에서도 유연성에 큰 영향을 끼치는 부위가 바로 근막이다. 근막이란 글자 그대로 근육을 감싸고 있는 막이다. 근막을 통해 전신의 근육은 서로 연결되어 있다. 특히 허리를 감싸고 있는 흉요근막(등허리근막)은 엉덩이의 대둔근, 배의 여러 복근, 등의 광배근과 같은 근육과 연결되어 있다. 흉요근막이 딱딱해지면 요통의 원인으로 작용한다.

근막을 이완하는 '근막 이완 기법'이라는 방법도 있지만, 정적 스트레칭만 해도 근막을 이완하고 근육의 유연성을 높일 수 있다. 한 가지 주의할 점은 정적 스트레칭을 1세트로 끝내지 않는 것이다. 한 부위를 20초 정도 정적 스트레칭으로 늘린 후, 잠시 한숨 돌리고 다시 한번 동일한 자세를 취하면 처음 했을 때보다 확실히 몸이 부드러워진다. 처음 했던 스트레칭으로 근막의 저항 스위치가 꺼지기 때문이다. 같은 이유로 두 번째보다는 세 번째 스트레칭 때 근육이 더 늘어나기 쉽다. 그래서 나는 1회 20초 정도의 스트레칭을 2~3세트 실시하는 쪽을 권한다.

운동 후나 목욕 후에 체온이 올라간 상태에서 정적 스트레칭을 실시해도 된다. 근육과 근막은 체온이 올라가면 부드러워져 잘 늘어난다. 집에서 정적 스트레칭을 실시한다면 목욕으로 체온을 충분히 올린 후에 시도해보자.

지금까지 안내한 내용을 바탕으로 다음 쪽에서부터는 딱딱해지기 쉬운 주요 근육을 늘이는 정적 스트레칭을 소개하려고 한다. 꼭 습관으로 만들어보길 바란다. 근육운동은 2~3일에 한 번씩 실시하는 편이 좋지만(88쪽 참고), 정적 스트레칭은 매일 해도 괜찮다.

또 지금까지 안내한 정적 스트레칭의 주요 포인트를 정리했다.

- 반동을 사용하지 않고 조심스럽게 천천히 늘인다.
- '아프지만 시원하다'고 느낄 정도로만 늘인다. 통증만 느끼게 되는 지점까지는 늘이지 않는다.
- 한 부위당 20초×2~3세트 실시한다.
- 정지한 상태에서 늘이는 동안, 호흡을 멈추지 않는다.
- 운동 후 또는 목욕 후와 같이 근육이 따뜻해진 상태에서 실시한다.

정적 스트레칭

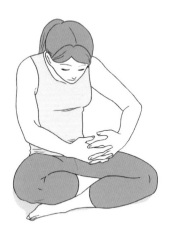

견갑골

책상다리를 하고, 손을 앞으로 뻗어 깍지를 낀 후 커다란 공을 감싸 안듯 등을 둥글게 말며 늘인다. 견갑골 주변의 승모근(등세모근)을 풀어준다.

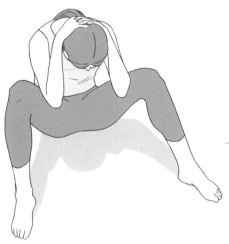

목

바닥에 앉아 양쪽 다리를 크게 벌리고 무릎을 세운다. 양손은 머리 뒤에서 깍지 낀다. 팔꿈치를 양 무릎 사이로 가져와 숨을 들이쉬고 내쉬며 팔의 무게만으로 머리를 앞으로 누른다. 어깨 힘을 빼고 팔 무게를 이용해 목 뒷부분을 늘인다.

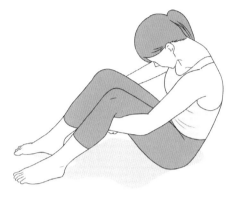

등

바닥에 앉아 양 무릎을 세운다. 양손을 허벅지 뒤로 가져가 한 손으로 다른 손을 붙잡고 숨을 들이쉬고 내쉬며 등을 둥글게 만든다. 몸을 약간 뒤로 기울이면서 머리를 앞으로 숙이고 척추를 둥글게 만든다. 척추 주변의 근육, 등 부위를 늘인다.

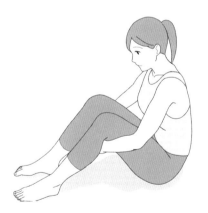

등을 쭉 편 상태에서는 근육이 늘어나지 않는다. 등을 둥글게 말자.

엉덩이

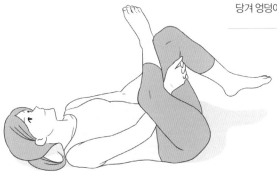

바닥에 똑바로 누워, 한쪽 다리를 굽혀 반대쪽 발목을 무릎에 댄다. 양손은 허벅지 뒤에서 깍지 낀 상태로 두고 앞으로 끌어당겨 엉덩이 근육을 늘인다.

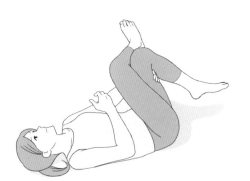

NG

양다리를 포갤 때 무릎과 무릎이 닿을 정도로 포개면 엉덩이 근육이 늘어나지 않는다. 복사뼈 주변이 무릎에 닿도록 하자.

허벅지 1

바닥에 똑바로 누워, 양 무릎을 세운다. 한쪽 다리를 위로 올리고, 양손으로 종아리와 허벅지 뒤를 받친 상태에서 무릎을 천천히 펴가며 허벅지 뒤쪽을 늘인다.

허벅지 2

무릎을 편 상태에서 여유가 된다면 양손으로 다리를 조금씩 얼굴 쪽으로 끌어당긴다. 허벅지 뒤쪽을 더욱 늘인다.

고관절

책상다리를 하고 한쪽 발목을 같은 방
향에 있는 손으로 붙잡아 무릎이 뒤로
오게끔 끌어당긴다. 발뒤꿈치를 엉덩
이 가까이에 둔 상태에서 발을 더 뒤로
당겨 고관절 스트레칭을 실시한다. 상
체는 반대편으로 비튼다.

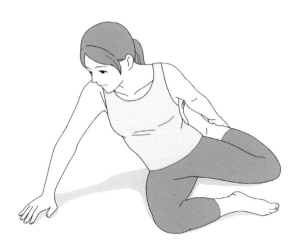

6장

몸의 통증·결림을 없앤다

스트레스 관리가 중요

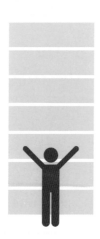

41

어깨결림이나
요통의 원인

KEY WORD   어깨결림 / 요통 / 특이적 요통 / 비특이적 요통 / 측좌핵 / 오피오
이드 / 하행성 통증 조절계

TO DO LIST   ☐ 요통, 추간판탈출증도 정신적인 면에서 접근해본다.

어깨결림·요통의 메커니즘

피곤하면 어깨결림과 요통은 심해진다. 결림이나 통증이 심해지면 몸을 마음대로 움직이지 못해 체력이 떨어지고 더욱 피곤해지는 악순환이 이어진다.

어깨결림이나 요통이 발생하는 원인은 일반적으로 근육과 관절에서 찾을 수 있다. 예를 들어 어깨결림은 목덜미와 등 근육이 머리나 팔의 무게를 지탱하면서 생긴다. 머리는 체중의 10% 정도 무게

인데 체중이 50kg이면 머리는 5kg인 셈이다. 팔 한쪽은 체중의 7%를 차지하며 무게가 약 3kg이다. 이 정도 무게를 받치고 있어야 하는 만큼 목덜미와 등 근육은 계속 긴장을 강요받는다. 근육이 긴장해서 굳어지면 주변 혈관을 압박하여 혈류가 원활해지지 못한다.

▌예상보다 무거운 머리와 팔

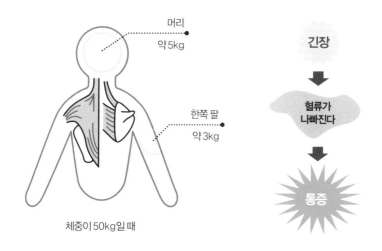

머리
약 5kg

한쪽 팔
약 3kg

체중이 50kg일 때

긴장

혈류가
나빠진다

통증

이러한 상태가 지속되면 관절 움직임도 나빠져 혈액 흐름은 더욱 악화된다. 그리고 긴장해서 수축된 근육은 휴식으로 이완된 근육보다 더 많은 산소나 에너지원을 원한다. 즉 근육이 긴장하면 혈액흐름이 악화되는데도 혈액이 운반하는 산소나 에너지원의 요구는 더 높아진다. 그렇게 되면 근육은 '산소도 에너지원도 부족해!'라는

SOS를 보낸다. 근육이 스스로 보호하기 위한 방어 반응인 셈이다. SOS의 정체는 브래디키닌이나 히스타민과 같은 물질이다. 근육을 둘러싼 모세혈관이 긴장 등으로 손상을 입을 때 분비되며, 염증과 통증을 유발한다.

통증이 생기면 근육은 긴장하여 더욱 수축한다. 이로 인해 더 많은 양의 브래디키닌과 히스타민이 분비되는 악순환이 일어나 '긴장 ⇒ 통증 ⇒ 긴장……'이 반복된다. 오랫동안 이 상태를 방치하면 결림이나 통증이 만성화된다. 이러한 메커니즘을 생각하면 목덜미와 등에 머리나 팔의 무게를 지탱할 정도의 근육이 있고, 어깨나 견갑골 움직임이 원활하고 혈류도 활발하다면 어깨결림은 생기지 않을 것이다.

하지만 근육질 몸매에, 어깨와 견갑골을 자유자재로 활발하게 움직이는 수영 선수도 어깨결림이 생긴다. 왜 그럴까? 적지 않은 수영 선수들이 어깨결림을 호소하며 트레이너에게 마사지를 부탁할 때는 대체로 올림픽 등 중요한 시합을 앞두고 있을 시기다. 실제 경기 전, 정신적인 스트레스가 어깨결림으로 이어지는 셈이다. 스트레스는 피로의 원인으로 작용하기 때문에 피곤할 정도로 스트레스가 쌓이면 어깨결림도 요통도 더욱 악화된다.

후생노동성에 따르면 만성적인 요통 중 특정 원인을 짚을 수 있는 사례는 전체의 15% 정도라고 한다. 특정한 원인이 있는 요통을 '특이적 요통'이라고 한다. 추간판탈출증(허리디스크), 척추관협착증 등이 그것이다. 나머지 약 85%는 원인이 확실하지 않은 '비특이적 요통'이다. 이미 언급했듯이 지금까지는 근력이나 관절의 유연성이 저하되어 요통이 발생한다고 판단했다. 최근 들어서는 비특이적 요통의 원인으로 피로와 스트레스가 조명되고 있다. 근력 부족, 근육의 혈액순환 문제, 관절의 유연성 저하 등으로 어깨결림이나 요통이 발생한다는 사실은 틀림없지만, 그 외에 스트레스로 발생하는 어깨결림이나 통증이 생각보다 많은 듯하다.

요통이 근력 부족이나 관절의 유연성 저하로 인해 생긴다면 요통을 호소하는 사람의 비율도 연령이 늘어남에 따라 점점 높아질 것이다. 운동을 전혀 하지 않는다면 근력이나 관절 유연성은 나이가 들면서 떨어지기 때문이다. 하지만 현실은 다르다. 허리가 욱신거리는 만성 통증을 느끼는 사람의 비율을 조사한 연구에서 요통은 고령자뿐만 아니라 40대 여성에게 압도적으로 많다는 결과나 나왔다(후생노동성『근골격계만성동통의 역병 및 병태에 관한 포괄적 연구』(게이오기주쿠대학), 후생노동성『2011년도·만성통증대책연구』).

최근 비특이적 요통과 뇌의 관계가 특히 주목받고 있다. 후쿠시마현의과대학이 원인 불명의 요통을 앓는 환자를 대상으로 뇌 혈류량을 조사했는데 무려 70%나 저하된 상태였다. 뇌가 건강하게 활동하기 위해서는 충분한 혈류가 꼭 필요하기 때문에 혈류가 저하되면 뇌의 기능이 떨어질 우려가 있다. 미국 노스웨스턴대학교에서 뇌와 요통의 관계를 더욱 자세히 조사한 결과, 뇌 안에서 특히 활동이 저하된 부위는 '측좌핵'이었다. 통증이 발생하면 신경을 통해 뇌의 '복측피개영역'이라는 부위에 정보가 전달된다. 복측피개영역에서는 도파민을 만들고, 측좌핵에서 통증을 억제하는 진통 물질인 오피오이드가 합성된다.

오피오이드가 나오면, 통증을 억제하는 '하행성 통증 조절계'라는 시스템이 활성화되어 뇌가 통증을 자동으로 억제해준다. 만성적인 스트레스를 받으면, 뇌 혈류량이 저하되어 측좌핵의 활동도 원활하게 이루어지지 않는다. 그렇게 되면 오피오이드 합성이 만족스럽게 이루어지지 못해, 하행성 통증 조절계의 기능이 약화되어 만성적인 통증을 더욱 잘 느끼게 된다.

즉 스트레스는 통증의 원인을 만들 뿐만 아니라 작은 통증을 억제하는 뇌의 기능에 악영향을 끼쳐 만성적인 통증을 초래한다고 볼 수 있다.

뇌가 통증을 조절하는 구조

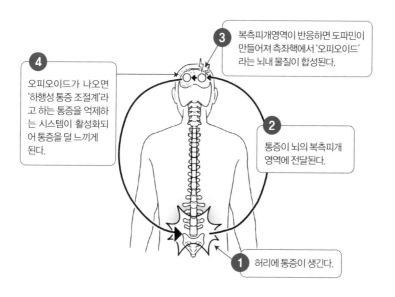

3 복측피개영역이 반응하면 도파민이 만들어져 측좌핵에서 '오피오이드' 라는 뇌내 물질이 합성된다.

4 오피오이드가 나오면 '하행성 통증 조절계'라 고 하는 통증을 억제하 는 시스템이 활성화되 어 통증을 덜 느끼게 된다.

2 통증이 뇌의 복측피개 영역에 전달된다.

1 허리에 통증이 생긴다.

42

일부 추간판탈출증은
정신적인 면과 관련 있다

추간판탈출증 / 대식 세포 / 삐끗한 허리

☐ 면역력을 높여 대식 세포를 활성화하고, 디스크는 자연 치유
로 회복하자.

아프지 않은 추간판탈출증도 있다

원인을 파악하기 어려운 어깨결림·요통은 스트레스로 인해 발생
하는 경우가 적지 않지만, 원인을 아는 특이적 요통도 스트레스가
연관되어 있을 가능성이 있다. 허리 부위의 추간판탈출증을 예로 들
어 함께 살펴보고자 한다.

추간판이란 척추를 만드는 뼈 사이에 끼워진 쿠션 같은 존재다.
척추에 가해지는 충격을 완화하거나 척추가 유연하게 움직이도록

돕는다.

　허리 부위에 생기는 추간판탈출증이란 허리에 있는 추간판이 어떤 원인으로 인해 바른 위치를 벗어나 주변 신경 등을 압박하여 요통이 생기는 병이다. 하지만 추간판이 원래 위치를 벗어났다고 반드시 통증이 유발되진 않는다.

　추간판은 연골의 한 종류여서 엑스레이 촬영으로는 보이지 않지만 MRI를 활용하면 추간판 상태를 확실히 진단할 수 있다.

　요통이 있고, 추간판탈출증이라고 진단받은 46명과 요통이 없는

｜허리 부분의 구조와 추간판탈출증

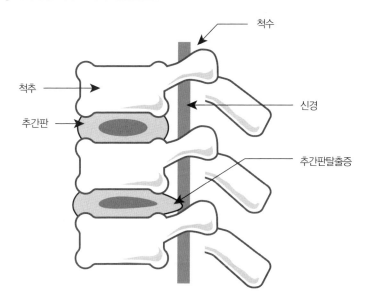

건강한 사람 46명을 대상으로 MRI로 화상 진단을 하는 조사가 이뤄졌다(1995년, 세계요추연구학회). 조사 결과, 요통이 없는 건강한 이들 중 76%에 해당하는 사람에게서 추간판탈출증이 발견되었다. 또 85%에 해당하는 사람에게서 추간판에 변형 증상이 발견되었다.

이 조사를 통해 추간판탈출증이나 변형 증상이 있어도 대체로 요통을 느끼지 않고 생활한다는 점이 밝혀졌다. 통증을 유발하는 추간판탈출증과 통증이 없는 추간판탈출증이 있는 이유는 무엇일까?

1995년에 스위스의 취리히대학교가 통증이 있는 추간판탈출증 환자를 조사한 결과 제자리를 벗어난 추간판이 신경을 압박하는 사례는 전체 중 3분의 1에 그쳤다. 나머지 3분의 2는 우울증, 불안, 업무 스트레스가 상당하다는 점을 알게 되었다. 즉, 추간판탈출증 통증의 원인은 대체로 마음에 있었다.

심인성으로 통증이 생기는 메커니즘에 대해서는 이미 언급한 대로다. 스트레스를 받으면 통증을 완화해주는 뇌내 물질인 오피오이드가 원활하게 분비되지 않아 가벼운 통증을 억제하지 못해 만성 통증을 느끼게 된다.

원인을 알 수 없는 어깨결림이나 요통이 스트레스로 인해 발생해도 '원인은 확실하지 않지만, 스트레스로 인해 생겼을 가능성이 있다'라는 의사의 말을 받아들이지 못하는 환자도 있다. 원인이 불명

확하면 무엇이든 스트레스로 돌리는 것 아니냐며 의사나 병원에 불신감을 드러내기도 한다.

그래서 병원을 수차례 바꿔가며 진료를 받거나 검증되지 않은 민간요법에 의지하는 환자도 있다.

환자가 '원인을 모르니 잠시 상태를 지켜보자'는 말에 불안해하기 때문에 의사는 어떻게든 병명을 붙여가며 안심시키려고 한다.

만약을 대비해 MRI 촬영을 권하고, 탈출증과 비슷해 보이는 자료가 나오면 '여기에 디스크가 있다. 심각한 상태는 아니지만 잠시 상황을 지켜보고 통증이 심해지면 수술도 생각해보자'고 말할 것이다. 이렇게 하면 의심이 많던 환자도 납득을 한다.

추간판탈출증의 90%는 자연 치유된다

잠시 상태를 지켜보는 동안 허리 통증이 가벼워질 때가 있다. 수술을 하지 않더라도 추간판탈출증의 90%는 자연 치유가 되기 때문이다.

추간판탈출증의 자연 치유를 돕는 것은 대식 세포라고 불리는 면역 세포다. 백혈구의 한 종류로 면역 기능의 역할을 한다.

디스크가 발생하면 환부에 염증이 생긴다. 염증을 감지하면 혈액에 숨어 있던 대식 세포가 모여든다. 대식 세포는 정상적이지 않은 물질이나 죽은 세포를 먹어 제거하는 포식 작용을 한다. 이 포식 작용을 통해 원래 자리에서 벗어난 추간판을 먹기 때문에 시간이 지나면 디스크가 자연스럽게 소멸된다. 이러한 증상은 디스크 증세가 가벼운 사람에게서도, 심한 사람에게서도 동일하게 일어난다.

  여러 병원을 전전하거나 민간요법을 실시하는 동안 디스크 증세가 가벼워졌다면 새롭게 찾아낸 의사의 능력도, 대체의학 담당자의 신통력도 아닌 디스크를 먹은 대식 세포 덕분일 가능성이 있다. 다만 저림이나 마비 증세, 배뇨 장애 등이 생겼다면 대식 세포의 자연 치유 능력을 기다리지 말고 수술로 디스크를 제거해야 한다.

▌대식 세포가 제거하는 디스크

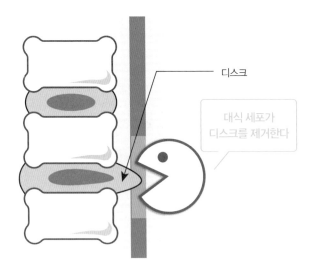

나는 아오야마가쿠인대학교 육상 경기부의 장거리 구간 트레이너를 맡고 있다. 아오야마가쿠인대학교는 릴레이 마라톤 경기를 비롯한 대학생 마라톤 경기의 강자로 널리 알려져 있다. 아오야마가쿠인대학교가 릴레이 마라톤 경기에서 처음으로 종합 우승을 차지한 것은 2015년 제91회 대회였다.

우승에 공헌했던 학생은 당시 3학년이었던 가미노 다이치 선수였다. 가미노 선수는 릴레이 마라톤의 다섯 번째 구간인 산길에 강한 선수다. '3대 산의 신'이란 애칭으로도 알려져 있다. 가미노 선수는 제91회 릴레이 마라톤 경기 전날, 갑자기 무릎 통증을 호소했다. 사실이라면 정말 심각한 문제였다. 하지만 트레이너가 살펴봐도 무릎 주변 근육의 상태는 양호했다. 마사지 담당 선생도 '어디에도 이상이 없다'고 했다.

스트레스가 무릎에 오는 사례는 흔치 않다. 하지만 경기를 앞두고 강렬한 압박감으로 인한 스트레스가 원인일 수 있겠다는 생각이 들었으나 선수 본인에게 말하진 않았다. 그날 밤은 평상시 담당 트레이너를 대신해 내가 스트레칭을 도우며 '이만큼 했으니 내일은 괜찮을 거야'라고 암시를 주었다. 특별한 스트레칭을 시도하진 않았지만 가미노 선수도 납득한 듯했고, 다행히 더이상 무릎 통증을 호소하지 않았다.

가미노 선수는 다음날 경기에서 다섯 번째 구간인 산길을 질주했고, 구간 신기록을 세우며 결승점에 골인했다. 골인 후, 가미노 선수에게 무릎이 아프진 않았는지 물었더니 "전혀 안 아팠어요."라며 환한 얼굴로 답했다.

편도 100km를 넘는 릴레이 마라톤 경기에서 다섯 번째 구간은 매우 가혹한 코스 중 하나다. 무릎에 전혀 이상이 없는 선수라도 다섯 번째 구간을 달리면 발목에 큰 부담이 온다. 하물며 무릎 통증 등 이상 증세를 보이는 선수가 다섯 번째 구간인 산길에서 무릎을 혹사시키면 당연히 아플 수밖에 없다. 그런데도 가미노 선수는 태연했다. 역시 전날 느꼈던 무릎 통증은 스트레스로 인한 증상이었고, 나의 스트레칭 플라세보 효과로 스트레스가 누그러져 더이상 통증을 느끼지 않게 되었을 것이다.

트레이너를 오랫동안 하다 보면 경기 전, 가미노 선수와 마찬가지로 통증을 호소하는 선수를 의외로 많이 보게 된다.

마음은 급성 요통에도 영향을 끼친다

실은 나 자신도 스트레스로 요통이 생겨 괴로웠던 경험이 있다. 그때 나는 탁구 선수인 후쿠하라 아이 선수의 트레이너를 맡고 있었다. 후쿠하라 아이 선수는 2012년 런던 올림픽 여자 탁구 단체전에서 주축으로 활약하며 은메달을 획득했다. 하지만 다음해 프랑스 파리에서 열린 제52회 세계탁구선수권대회 여자 단식 1회전에서 세계 랭킹 12위였던 후쿠하라 선수는 세계 랭킹 166위 선수에게 패하고 말았다.

후쿠하라 아이 선수가 올림픽의 기세를 그대로 이어나가 우승을 거머쥐고, 세계 선수권에서도 크게 활약하리라 모두들 기대했던 터였다. 선수 본인은 물론 우리 트레이너들도 상당히 풀이 죽어 있었다.

다음 대회를 대비해 후쿠하라 선수와 우리는 중국의 동북 지방에 있는 랴오닝성에서 합숙 훈련을 실시했다. 앞으로 1회전에서 지는 일만큼은 절대 없어야 한다고 모두 결의를 다졌다. 이 합숙 훈련 도중, 나는 태어나서 처음으로 허리를 삐끗하고 말았다. 즉, 급성 요통이 발생했다.

트레이너의 몸에 급성 요통이 발생하다니 예삿일이 아니었다. 자신의 몸조차 제대로 관리하지 못하는 사람은 트레이너라고 말할 자격이 없다. 나는 주변에 들키지 않도록 일단 평상시처럼 행동했다.

급성 요통의 원인은 크게 두 가지가 있다.

첫 번째는 허리의 추간 관절이 어긋나거나, 추간판이 손상되었을 때다. 즉 허리의 관절이 삐거나 무거운 물건을 들어 올릴 때, 재채기를 한 순간에 '삐끗'하고 강렬하면서도 날카로운 통증이 발생한다.

두 번째는 앞에서도 언급한 원인을 특정할 수 없는 비특이적 요통이다. 걷지 못할 정도로 극심한 통증에 시달려도 MRI 진단으로는 어떠한 이상 증세를 발견하지 못할 때가 많다. 이 배경에는 스트레스 등이 있다.

나는 내 급성 요통이 두 가지 원인 중 어느 쪽에 해당할지 생각해 보았다.

나는 합숙 중, 허리에 부담이 갈 만한 일을 한 적이 없었다. 아침 9시부터 저녁 7시까지 후지와라 아이 선수가 연습하는 장면을 가까이에서 지켜보며 동작에 문제가 없는지 검토한 다음, 저녁 식사 후 30분에서 60분 정도 트레이닝을 지도하는 생활을 쭉 이어왔다.

급성 요통의 원인으로 짚어볼 만한 점은 역시 스트레스였다. 다음 경기 때야말로 후쿠하라 선수가 실제 실력을 발휘하게끔 도와야 하는데 그렇다면 무엇을 해야 할까 계속 고민해왔다. 그래서 스트레스가 쌓였던 듯하다. 또 합숙 지역이 산속 깊은 곳에 있어서 잠시 혼자

▌급성 요통의 원인

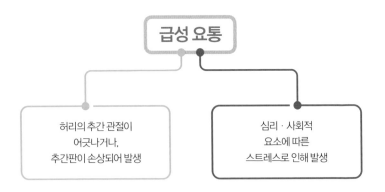

서 한숨 돌릴 만한 장소가 없었고, 일본어는커녕 영어의 '원, 투, 쓰리'조차 통하지 않을 듯한 궁벽한 시골이었던 점도 스트레스로 작용했을 것이다.

원인은 스트레스에 있다고 판단한 후, 러닝머신 위에서 걷는 것부터 시작해 허리를 움직이는 데 신경을 썼더니 다행히 3일 만에 통증이 사라졌고 평상시 몸을 회복했다.

43

요통이 생겼을 때
가만히 안정을 취해서는 안 된다

KEY WORD 인지행동 요법 / 심리 · 사회적 요인으로 인한 요통

TO DO LIST □ 요통이 생기면 가만히 안정을 취하는 대신 의식적으로 움직이자.

허리가 아플 때는 의식적으로 움직인다

보통 급성 요통은 자연스럽게 낫지만, 급성 요통에서 만성 요통으로 진행될 때가 있다. 4주 이내에 가라앉는 요통을 급성 요통, 3개월 이상 지속되는 요통을 만성 요통이라 부른다.

급성이든 만성이든 허리가 아프면 꼼짝하지 않고 안정을 취하고 싶어지기 마련이지만 일본정형외과학회에서는 디스크나 골절과 같이 분명한 원인이 없는 통증이 생길 때는 요통을 치료한답시고 가

만히 안정을 취하는 행위는 권장하지 않는다고 밝혔다. 허리를 움직이지 않으면 혈액 흐름이 나빠지고 허리를 받치는 근력이 떨어져 요통이 악화될 수 있기 때문이다. 내가 중국에서 허리를 삐끗했을 때도 쉬기보다는 움직이는 쪽을 택했더니 무사히 나았다.

인지행동 요법으로 스트레스 경감

스트레스와 같은 심리적·사회적 요인으로 요통이 발생했을 때, 누워서 울적한 상태로 지내다가 건강이 더욱 악화될 가능성도 있다. 아무것도 하지 않고 누워만 있으면 의식이 통증으로 집중되어 통증을 더 잘 느끼게 된다.

일본정형외과학회에서는 1개월 이상 아플 경우, 편향된 사고방식을 바로잡거나 행동 방식을 바꿔보는 '인지행동 요법'을 표와 같이 적극적으로 권장한다.

인지행동 요법으로 스트레스를 줄일 수 있기 때문이다. 인지행동 요법에 대해서는 247쪽에서 자세히 다룬다. 또 3개월 이상 통증이 이어질 때, 통증을 완화하는 항염증제나 진정제 외에 스트레스를 완화하는 항불안제를 '적극적으로 추천'하고, 항우울제를 '추천'한다고 되어 있다. 항우울제는 뇌나 척추에 작용해 통증을 억제해준다.

적극적으로 추천	항염증제, 진정제 • 3개월 이상 아플 때 ⇒ 항불안제, 스트레칭 등 운동 • 1개월 이상 아플 때 ⇒ 한쪽으로 치우친 사고방식을 바꾸거나 행동 방식을 바꾸는 인지행동 요법
추천	요추 코르셋 • 3개월 이상 아플 때 ⇒ 항우울제, 척추 고정 수술 • 3개월 미만으로 아플 때 ⇒ 온열 요법
추천하지 않는다	휴식(디스크나 골절과 같이 원인이 분명하지 않을 때)
근거 없음	허리를 당기는 견인 요법 • 1개월 이상 아플 때 ⇒ 마사지

'심리·사회적 요인으로 인한 요통'인지 체크하자

스트레스 등의 심리·사회적 요인으로 인한 요통인지 판단할 때 다음 쪽에 실린 체크 리스트를 활용할 만하다. '예스'가 많을수록, 심리·사회적 요인으로 요통이 발생했을 가능성이 커진다.

위와 같이 스트레스는 피곤함에도, 어깨결림이나 요통과도 관련이 있다. 스트레스를 어떻게 대처할지는 7장에서 이어서 자세히 안내하겠다.

□ 요통이 몸에 해롭다고 믿거나 혹은 통증에 대한 두려움을 계속 회피하다가 머지않아 휠체어 생활을 하거나 병석에 누울 수 있다고 생각한다.

□ 통증이 완전히 없어지지 않는 동안에는 일상생활이나 업무에 복귀하지 못할 것이다.

□ 일상생활이나 업무로 인해 허리 통증이 심해진 것 같아 원래 생활로 돌아가기가 두렵다.

□ 허리 통증을 없애기는 어려울 것이다.

□ 오랫동안 안정을 취하거나 필요 이상으로 휴식을 취한다.

□ 일상생활 중 되도록 움직이지 않기 때문에 운동 부족 상태다.

□ 0~10의 척도로 통증을 표현한다면, 10을 넘을 정도의 격렬한 아픔이다.

□ 치료자나 치료법, 의료기기에 대한 의존심이 높다.

□ 요통이 생긴 후부터 잠들기가 어려워졌다.

출처: 2004년 일본 『요통 가이드라인』에서 일부 발췌

7장

마음의 피로를
푼다

몸과 마음의 피로는 깊게 연관되어 있다

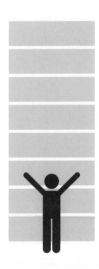

스트레스의
4대 원인

KEY WORD 스트레스 요인 / 일상의 골칫거리 / 업무 스트레스 / 생활사건 /

대재난 / 완화 요인 / 사회적 관계를 통한 지원 / 고객 중심 요법

TO DO LIST ☐ 스트레스 요인을 받아들이는 완화 요인에 관심을 갖자.

☐ 규칙적인 생활을 보내며 스트레스 요인으로 생긴 과도한 자극
을 유연하게 받아들이자.

스트레스란 신체적인 면에도 변화를 가져온다

신종 코로나바이러스 감염증으로 전 세계 많은 사람이 스트레스
를 떠안게 되었다. 피로의 배경에는 이러한 스트레스도 존재한다.
지금까지 스트레스라는 단어를 여러 차례 사용했는데 이참에 스트
레스의 뜻을 새롭게 정리해보려고 한다.

스트레스라는 단어는 원래 물리학에서 나온 용어로, 압력 등의 자

극을 받을 때 물체에 발생하는 '일그러짐'을 뜻한다. 일그러짐을 초래하는 자극을 스트레스 요인이라고 한다. 위에서 언급했던 예를 들면 신종 코로나바이러스 감염증 확산이 스트레스 요인이며, 이로 인해 스트레스가 발생한다.

금속 등의 물체에 생기는 스트레스 즉 일그러진 변화는 보통 눈에 보이지만 사람에게는 눈에 보이지 않는 정신적인 스트레스가 남는다. 이러한 스트레스는 우울증, 불안, 피로와 같이 정상적이지 않은 정신 이상 증상으로 나타난다. 동시에 식욕부진이나 소화불량을 일으킬 때도 있다.

스트레스 요인과 스트레스는 아래 표와 같은 관계가 있다.

┃ 스트레스 요인과 스트레스의 관계

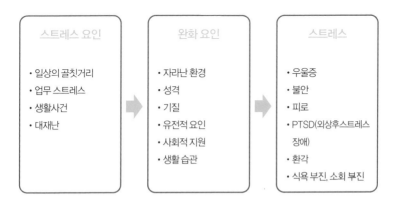

스트레스 요인	완화 요인	스트레스
· 일상의 골칫거리 · 업무 스트레스 · 생활사건 · 대재난	· 자라난 환경 · 성격 · 기질 · 유전적 요인 · 사회적 지원 · 생활 습관	· 우울증 · 불안 · 피로 · PTSD(외상후스트레스 장애) · 환각 · 식욕 부진, 소화 부진

스트레스 요인과 스트레스

심리학에서는 주요 스트레스의 원인으로 ①일상의 골칫거리, ② 업무 스트레스, ③생활사건, ④대재난을 꼽는다.

①일상의 골칫거리는 일상생활에서 자주 발생하는 사소한 스트레스다. 가족과 대화를 하다가 갑자기 짜증을 느끼거나, 사회적 거리를 준수하지 않은 채 줄은 서는 사람들에게 분노하는 일이 여기에 해당한다.

사회의 편의성이 높아질수록 일상의 골칫거리에 해당하는 스트레스가 늘어난다. 손을 가까이 댈 때 물이 나오는 자동 수전에 익숙해지면 수도꼭지를 돌려야만 물이 나오는 수전에 불만을 갖게 되며, 카드 사용에 익숙해지면 현금만 받는 가게의 대응에 '아니, 요즘 시대에 왜?' 하고 답답해지기 마련이다.

②업무 스트레스란 업무를 해나가는 과정에서 겪는 어려움이나 직장 내 인간관계 등에서 발생한다. 업무 스트레스 중에서도 지위 남용, 성희롱, 임신·육아기 여성에게 가해지는 차별 등 직장 내 괴롭힘이 최근 들어 더욱 두드러지며 사회적 문제로 떠오르고 있다.

③생활사건이란 개인에게 있어 매우 중요한 입시, 취업, 퇴사, 전직, 이사, 결혼, 이혼, 이별 및 사별 등을 뜻한다.

④대재난이란 세계적인 대사건으로 지진이나 홍수 등의 천재지변, 테러 사건, 신종 코로나바이러스 감염증 등이 있다.

물리학의 용어였던 스트레스라는 단어를 사람에게 처음 사용한 생리학자 한스 셀리에는 '스트레스란 인생의 향신료다'라는 말을 남겼다. 업무 스트레스가 있어서 '다음엔 꼭 상사의 코를 납작하게 눌러주겠어!' 하고 더 열심히 일하는 사람도 확실히 있긴 하다.

같은 스트레스 상황에서 향신료로 받아들여 힘차게 나아가는 사람이 있지만, 마치 독약이라도 받아든 마냥 심각한 스트레스를 받는 사람도 있다. 직장에서 상사가 지위 남용으로 괴롭힐 때 가볍게 넘기고 아무렇지도 않게 지내는 사람이 있는 반면, 심각하게 받아들여 우울증이나 피로를 보이는 사람도 있다(당연한 말이지만, 상대방이 아무렇지도 않게 받아들인다고 해도 지위 남용은 정당화할 수 없다).

향신료가 될 것인가 독약이 될 것인가. 이러한 차이를 만드는 것이 바로 스트레스 요인과 스트레스 사이에 있는 '완화 요인'이다. 완화 요인 중 자라난 환경, 성격, 기질, 유전적 요인 이 네 가지는 후천적으로 바꾸기 어렵다. 나머지 사회적 관계를 통한 지원과 생활 습관은 후천적으로 바꿀 수 있다. 스트레스를 가볍게 하고 피로를 줄이기 위해 이 두 가지를 잘 관리하도록 하자.

사회적 관계를 통한 지원(소셜 서포트, Social Support)이란 가족을 포함한 주변 사람과의 상호 작용을 통해 얻게 되는 정보나 서비스, 공감 및 긍정적 평가를 뜻한다. 이 책도 그러한 역할을 해낸다면

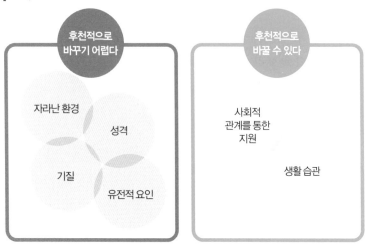

필자로서 상당히 기쁠 것 같다. 사회적 관계를 통한 지원을 얻기 위해서는 다른 사람과의 연결고리도 중요하다.

예방의학 분야에서 '고독은 흡연보다 건강에 해롭다'고 주장한다. 주변에 기댈 만한 사람이 없으면 지원을 받지 못하게 되고, 스트레스에도 피로에도 약해진다. 업무 외 취미나 스포츠 등을 통해 마음을 터놓고 지낼 수 있는 친구를 많이 사귀자.

사회적 관계를 통한 지원 중 하나로 카운슬링이 있다. 이때 중요한 사고방식은 '고객 중심 요법'이다.

카운슬러가 일방적으로 조언을 하는 대신 고민이 있는 사람이 되도록 주체적으로 말을 하게끔 돕고, 스스로 해결책을 찾도록 하는 방식이다. 감정적인 상태가 되어 마구 불만을 늘어놓던 중, 어느새 냉정한 기분을 되찾고 '크게 벌릴 만한 일은 아니다'라고 생각을 바꾸기도 한다.

꼭 카운슬러가 아니어도 취미나 스포츠를 통해 알게 된 사람에게 고민이나 불안을 털어놓아도 마음이 편해질 때가 있다. 새로 알게 된 사람이 이야기를 잘 들어주고, 무엇이든 대수롭지 않게 받아들이는 넉넉한 마음을 가졌다면 사람에 따라 받아들이는 방식이 다르다는 사실을 깨닫고 '너무 심각하게 생각하진 말자'고 반성하게 될 때도 있다.

생활 습관도 완화 요인이 된다. 규칙적인 생활을 하면 스트레스 요인이 되는 과도한 자극을 가볍게 받아들일 수 있다.

약 20년 전, 식중독 사건을 일으킨 식품 기업의 사장이 기자회견 후, 더 길게 이야기해달라고 달라붙는 보도진을 향해 그만 "나는 잠을 못 잤다고!"라고 발언해 비난이 쇄도했던 일이 있었다. 수면이 부족할 때나 배가 고플 때, 필요한 영양소를 섭취하지 못하게 될 때는 사소한 일이라도 큰 스트레스로 다가온다.

이 책에서 소개한 내용대로 아침에 정해진 시간에 일어나 영양 균형을 고려한 식사를 하면 수면이 부족하지 않고, 필요한 영양소도 제대로 섭취하게 된다. 따라서 생활의 질이 향상되고 만족감과 성취감을 자주 느끼게 된다. 자연스럽게 외향적인 자세를 취하게 되어 활동량이 늘어나고, 체력도 좋아진다. 몸과 마음이 편안하면 짜증이나 불안, 분노를 느낄 기회도 줄어들어 잠을 푹 자고 상쾌한 컨디션으로 일어나게 된다. 이러한 좋은 순환이 생기기 시작하면 스트레스 요인에 강해진다.

▌ 생활 습관을 바로잡을 때 생기는 바른 순환

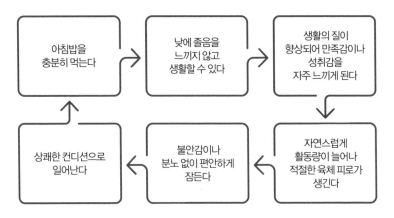

45

정신적 부담을 덜어주는
'스트레스 대처법'

KEY WORD 스트레스 대처법 열 가지 / 문제에 초점을 맞춘 대처법 / 정서에
초점을 맞춘 대처법

TO DO LIST ☐ 스트레스를 완화해주는 스트레스 대처법을 실천해보자.
☐ 정서에 초점을 맞춘 대처법 위주로 실천한다.

스트레스 대처법의 열 가지 원칙

스트레스 대처법에는 크게 열 가지 원칙이 있으며 문제에 초점을 맞춘 대처법과 정서에 초점을 맞춘 대처법으로 구별된다. 문제에 초점을 맞춘 대처법은 스트레스의 원인이 되는 스트레스 요인 그 자체에 집중해 변화를 꾀하는 시도법이다. 정서에 초점을 맞춘 대처법은 스트레스 요인이나 스트레스에 대한 자신의 생각이나 감정을 바꿔

─── 문제에 초점을 맞춘 스트레스 대처법 ───

1 스트레스 요인을 줄이거나 없앤다
업무량이 한계를 넘어서 스트레스가 된다면 상사와 상의하여 업무량을 줄인다.

2 스트레스 요인과의 거리를 바꾼다
상사나 동료의 존재가 스트레스라면, 인사부와 상의하여 다른 부서로 이동한다.

3 스트레스 요인에서 잠시 벗어난다
장기 휴가를 쓰거나 휴직을 한다.

4 스트레스 요인을 피한다
이직을 계획한다.

─── 정서에 초점을 맞춘 스트레스 대처법 ───

5 스트레스 처리 능력을 높인다
영어를 못해서 스트레스를 받는다면 영어 회화를 배우고, IT 업무 능력이 낮아서 스트레스를 받는다면 IT 기술을 배워서 갈고닦는다.

6 스트레스 요인의 심리적 의미를 생각해본다
카운슬링 등을 통해 업무와 회사를 중심으로 살아가는 방식이나 인생관을 바꾸고, 한쪽으로 치우친 인지 편향 상태를 수정한다.

7 스트레스의 내성을 기른다
스트레스를 견뎌내는 힘을 높인다. 자율훈련법, 근이완법, 마음 챙김 등의 방법을 활용한다.

8 스트레스를 발산한다
자신의 생각에 공감해주는 동료에게 고민을 털어놓자. 기분 나빴던 일이나 불쾌했던 감정을 혼자서 되새기면 오랫동안 억울한 마음이 들어 위험하다.

9 스트레스를 잊는다
스트레스를 잊을 만한 취미, 오락, 스포츠 등에 몰두한다. 식사나 음주로 스트레스를 풀려고 하는 사람이 많지만 둘 다 의존성이 있어 비만, 알코올 중독에 빠질 위험이 있으니 삼가자.

10 스트레스 요인에 대처하도록 도움을 받는다
주변 사람들과의 사회적 관계는 든든한 지원군이 된다.

대처하려는 시도법이다.

왼쪽 표에 항목을 정리해두었는데 간단하게 해설을 덧붙여보려 한다. 항목을 훑어보면 문제에 초점을 맞춘 대처법은 대체로 문턱이 높다. 업무 스트레스를 예로 들면 업무량 줄이기나 부서 변경은 회사에서 허락하지 않을 때가 많을 테고, 휴직이나 이직은 위험 부담이 있다.

정서에 초점을 맞춘 대처법은 스트레스를 다른 방식으로 받아들이도록 도움을 주기 때문에 스트레스를 줄이는 데 활용할 만하다. 자율훈련법, 근이완법, 주변 사람들과의 사회적 관계는 지금까지 충분히 다뤘다. 그 외에 권장할 만한 정서에 초점을 맞춘 대처법을 안내하겠다.

❙ 정서에 초점을 맞춘 대처법을 더 중요하게 생각하자

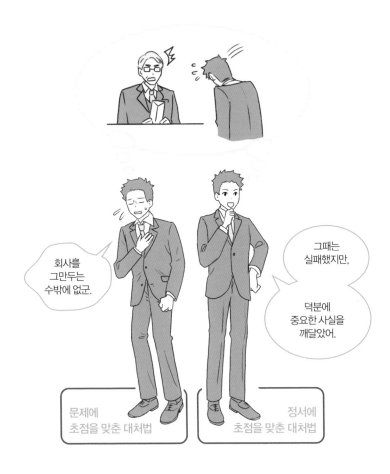

46

'OK 목장!'을 암호로 삼는다

OK 목장 / 인지 편향 수정

☐ 우선 '나는 OK'와 같이 자기긍정부터 시작한다.

☐ '당신도 OK' 하고 타인을 긍정한다.

자신과 타인을 긍정하는 일

정서에 초점을 맞춘 대처법 중 효과적인 방법은 240쪽의 '⑥스트레스 요인의 심리적 의미를 생각해본다'에 속하는 'OK 목장'과 '인지 편향 수정'이 있다.

'교류 분석'이라는 심리 요법으로 활용되는 'OK 목장'은 세상사에 대처하는 방식을 네 가지 구역으로 나눈 표인데 다음 쪽에 실린 자료를 참고하자. 이 중 스트레스를 좀처럼 느낄 일이 없는 이상적인 태도는 자기 긍정 & 타인 긍정으로 '나도 당신도 OK'라는 구역이다.

자기 부정&타인 긍정으로 '나는 OK가 아니다. 당신은 OK'와 같은 태도를 취하면 자신을 부정하는 생각에 빠지기 쉬우며 '어차피 나는 안 돼' 하고 주눅이 들어, 스트레스를 끌어안게 된다. 자기 긍정&타인 부정으로 '나는 OK. 당신은 OK가 아니다'는 태도를 취하면 자신을 우선적으로 생각하고 타인의 입장을 헤아리지 못해 주변과 충돌하기 쉬운 만큼 스트레스가 늘어나기 쉽다. 자기 부정&타인 부정으로 '나도 당신도 OK가 아니다'는 태도는 스트레스 요인에 굴복해 어떤 일이든 의욕이 생기지 않아 우울한 상태에 빠지기 쉽다.

▌OK 목장의 4가지 구역

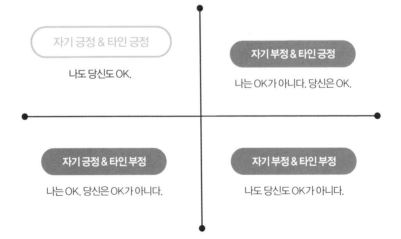

자기 긍정 & 타인 긍정
나도 당신도 OK.

자기 부정 & 타인 긍정
나는 OK가 아니다. 당신은 OK.

자기 긍정 & 타인 부정
나는 OK. 당신은 OK가 아니다.

자기 부정 & 타인 부정
나도 당신도 OK가 아니다.

방목된 소가 여기저기 돌아다니듯 우리는 'OK 목장'의 네 가지 구역을 여기저기 떠돈다. 스트레스를 쌓아두지 않으려면 '나도 당신도 OK'라는 이상적인 OK 목장 구역에 머무는 시간을 되도록 길게 가져야 한다.

가장 첫걸음은 '나는 OK'라고 자기 긍정을 하는 것이다. 최대의 아군은 바로 자기 자신이다. 자신에게 탓하는 대신 '나는 나야' 하고 온 힘을 다해 나 자신을 긍정하길 바란다. 이 과정을 지속하면서 '나도 하면 할 수 있어'라고 자기효능감을 높이면, 자기 긍정이 쉬워진다. 그런 다음 '당신도 OK'라고 타인을 긍정한다.

심리학에서는 '과거와 타인은 바꾸지 못한다'고 한다. '저 사람, 이 상해!'라는 생각이 들어도 우리는 타인을 바꾸진 못한다. 어차피 바꾸지 못할 바에야 '당신도 OK'라고 타인을 적극적으로 긍정해보자. '당신도 OK'라고 상대방에게 직접 전달할 필요는 없다. 자신의 마음속에만 담아두면 된다. 상대방을 긍정하며 이상적인 'OK 목장'에 머물다 보면 자신의 스트레스가 가벼워지니 더욱 적극적으로 타인을 긍정하길 바란다.

스트레스를 받기 쉬운
사고방식의 습관을 파악한다

KEY WORD   인지행동 요법 / 흑백논리 / '~해야 한다'는 당위적 사고 / 과잉
일반화 / 선택적 추상화 / 낙인찍기

TO DO LIST   ☐ 편향적으로 생각하는 습관이 없는지 스스로 파악하자.
☐ 다른 방식으로 받아들이면 어떨지 생각해본다.

인지 습관을 자각하자

이어서 언급할 부분은 '인지 편향 수정'으로 인지행동 요법 중 하나다. 인지란, 받아들이는 방식이다. 여기서는 스트레스 요인을 받아들이는 방식을 뜻한다.

인지란 자신도 모르는 사이에 몸에 밴 사고방식의 습관과도 같다. 우선 다음 쪽의 항목을 보면서 자신에게 해당하는 습관이 없는지 검

토해보길 바란다. 전부 스트레스를 받기 쉬운 편향된 인지다. 습관은 스스로 알아차리기 어렵다. 우선 '나는 이렇게 생각하는 습관이 있는 것 같다'고 자각하도록 노력해보자.

이어서 자가 진단을 실시한다. 그날 스트레스를 느꼈던 사건을 쭉 적어보고, 각각 어떤 식으로 대처했는지 써보자. 이렇게 마음속을 시각화하면, 인지 편향 여부를 확실히 파악할 수 있다. 그런 다음 다르게 받아들이거나 생각해보는 방법은 없는지 찾아보자. 이 훈련을 반복하는 동안 스트레스 요인을 받아들이는 방식이 조금씩 바뀌고, 스트레스도 한결 줄어들 것이다.

▌ 스트레스를 유발하기 쉬운 인지 편향 예시

흑백논리
모 아니면 도, 흑 아니면 백과 같이 양자택일을 해야 한다고 여기는 사고방식. 세상에는 흑과 백으로 간단히 나눌 수 없는 일이 훨씬 많은데 이를 받아들이지 못하면 스트레스가 된다.

'～해야 한다'는 당위적 사고
'반드시 ～해야 한다', '～해서는 안 된다'와 같은 방식으로 생각하면 괜한 압박만 높아진다. 좀 더 유연하게 생각하자.

과잉 일반화
한두 가지 사건이나 경험을 통해 '다 그렇게 된다', '항상 그렇게 된다'고 일반화해서 나쁜 쪽으로만 받아들이는 사고방식. '밤새워 기획서를 작업했는데, 통과가 안 됐네. 열심히 해봤자 어차피 또 안 되겠지'와 같이 생각하면 사소한 실수를 계속 마음속에 담아 두게 되어 스트레스는 점점 더 커진다.

선택적 추상화

어느 일부분에만 집중하고 다른 측면은 무시하는 사고방식. 좋은 면에는 눈을 감아버리고, 나쁜 면만 확대하여 해석하면 우울해지기 쉽다.

낙인찍기

'요즘 젊은 애들은 근성이 없어', '여성에게 이 일은 안 맞지' 등 덮어놓고 정해버리는 방식. '나는 어차피 안 돼' 하고 스스로 자신에게 부정적인 딱지를 붙이면 스트레스를 자주 느끼게 된다.

48

호기심, 흥미, 관심사 찾기

KEY WORD   호기심 / 흥미 / 관심 소재

TO DO LIST   □ 스트레스를 잊을 만한 취미, 오락, 스포츠 등을 즐기자.

□ 취미까지는 아니더라도 관심이 있다면 무엇이든 좋으니 시도
해보자.

□ 그날 흥미를 느꼈던 일에 대해 자신이 어떻게 느꼈는지 기록
하자.

스트레스를 잊기 위한 관심사 노트

240쪽에서 다룬 스트레스 대처법의 '⑨스트레스를 잊는다'에서
는 스트레스를 잊을 만한 취미, 오락, 스포츠 등을 즐겨보라고 권
했다.

강연을 통해 위와 같은 이야기를 하면 "저에게는 이렇다 할만한

취미가 없어서 기분전환이 될 만한 일이 없어요. 어떻게 해야 할까요?"라는 질문을 받을 때가 있다.

심리학에서는 누구나 호기심, 흥미, 관심 분야가 있다고 본다. '취미'라는 단어가 나오면 거창한 것을 떠올리며 '홍차를 좋아하긴 하나 그렇다고 홍차에 관한 지식이 풍부하진 않은데…….'라며 한발 물러설지도 모르겠다.

'취미'가 없다고 생각되면 자신의 호기심, 흥미, 관심 소재가 무엇인지 떠올려보자. 머릿속으로만 떠올리지 말고 수첩이나 스마트폰에 하나하나 적어보자. 다음 쪽에 '관심사' 필기 노트를 준비해보았다. 직접 적으며 활용해보길 바란다.

자신의 호기심, 흥미, 관심 소재가 분명해지면 가장 해보고 싶은 일부터 도전해보자. 이때 성취감을 얻으면 뇌 안에서 도파민이 분비되어 스트레스를 잊을 수 있다. 사실 스트레스로 인한 피로를 성취감으로 감추는 행위는 권장하지 않는다. 지쳤는데 피로를 느끼지 못하게 되면 피로에 대한 대책을 세울 의욕도 생기지 않아 더욱 지치게 된다. 하지만 스트레스로 지쳤다고 자각하는 동시에 스트레스를 일시적으로 잊고 편안해지고 싶다면 자신이 좋아하는 일에 몰두해 도파민을 분출할 필요가 있다.

나는 다시 태어나도 트레이너가 되고 싶다고 생각할 정도로 이 일

■ 흥미를 느낀 일

■ 궁금했던 점

■ 흥미를 느낀 일

■ 궁금했던 점

을 매우 좋아한다. 다만 너무 좋아한 나머지 일에만 몰두하는 나쁜 습관이 있어 종종 피곤하다는 자각 없이 피로가 쌓인다.

나는 디저트를 먹기를 상당히 좋아한다. 디저트 만들기에도 호기심이 있지만 내게는 소질이 없다고 굳게 믿어왔다. 하지만 얼마 전, 재택근무가 예상보다 빨리 끝나서 잡지에 나온 레시피를 보며 애플파이를 만들어보았다. 늦은 시간이었기 때문에 한 조각만 먹었지만 의외로 맛있게 완성되어 큰 성취감을 느꼈고, 업무 스트레스도 잊을 수 있었다.

지금까지는 스트레스를 잊고 싶을 때, 달리기를 했다. 달리기는 육체적인 피로를 동반하지만, 디저트 만들기는 육체적 피로와 관련이 없다. 앞으로도 기회가 된다면 스트레스를 잊기 위한 수단으로 디저트 만들기에 도전해보려고 한다.

49

채소나 과일을 먹으며
스트레스를 줄이자

KEY WORD 비타민C / 부신 / 코르티솔 / 면역세포 / 자외선 / 수용성비타민

TO DO LIST □ 매일 비타민C를 섭취하자.

먹는 방식에 따라 스트레스도 줄어든다

스트레스를 없애주는 마법의 식품은 없지만 채소나 과일 섭취량을 늘리면 스트레스가 줄어들 가능성이 있다. 그중에서도 비타민C가 큰 역할을 한다. 달리 사람은 체내에서 비타민C를 합성하지 못한다. 비타민C는 식사를 통해 꾸준히 섭취해야 할 필수 영양소다.

체내에서 비타민C가 대량으로 쓰이는 부위는 ①부신, ②면역세포, ③안구 이렇게 세 군데다. 정해진 위치에서 각자 피로와 싸우는 셈이다.

① 부신은 신장 위에 있는 작은 장기다. 콜레스테롤을 원료로 호르몬을 만든다. 부신이 합성하는 호르몬 중 하나는 스트레스에 대항하는 코르티솔이다. 스트레스가 크면 필요한 코르티솔의 양도 늘어난다. 이때 비타민C가 부족하면, 콜레스테롤이 있어도 코르티솔 합성이 원활하지 못해 스트레스에 대응할 수 없게 되고 피로 해소도 더디게 된다.

② 면역세포는 체외에서 침투한 바이러스나 세균 등에 맞서 병을 막아주는 세포다. 면역세포가 외부의 적과 싸울 때는 대량의 활성산소가 발생한다. 활성산소는 피로의 원흉이지만 비타민C는 활성산소를 무력하게 만든다. 면역세포가 활발하게 활동할수록 비타민C가 더욱 필요하다.

③ 안구는 자외선을 포함한 햇빛을 막아낼 보호 장치 없이 그대로 노출된 상태로 있는 유일한 장기다. 자외선의 직격탄을 맞으면 역시 활성산소가 발생해 피로해진다. 항산화 작용을 하는 비타민C의 도움이 필요하다. 장시간 야외에서 운동하는 선수가 선글라스를 쓰는 이유는 눈이 부신 햇살을 막기 위한 것도 있지만, 자외선으로 생긴 활성산소로 피로가 축적되는 현상을 막기 위해서다.

비타민C는 녹황색 채소나 과일을 통해 섭취할 수 있다. 비교적 구하기 쉬운 비타민C 공급원을 정리해보았다. 비타민C는 물에 녹기 쉬운 수용성 비타민이니 평소 식사를 통해 꾸준히 섭취하자.

피망, 브로콜리, 콜리플라워, 적양배추, 키위, 딸기, 감, 여주 등

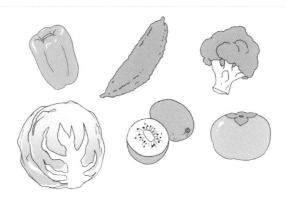

50

심호흡을 통해
편안하게 머문다

KEY WORD   심호흡 / 마음 챙김 / 부교감신경

TO DO LIST   ☐ 심호흡을 통해 현재에 집중하자.

과거도 미래도 아닌 현재에 집중한다

스트레스를 어떻게 대처해야 할지 혼란스러워지면 우선 심호흡을 해보자. 심호흡에 어려운 규칙이나 기술은 필요 없다. 코로 들이쉬고 입으로 내쉰다든지, 흉식 호흡보다 복식 호흡이 낫다든지, 몇 초간 지속해야 하는지와 같은 규칙은 모두 잊어버리자. 그저 마음을 비우고 심호흡을 하면 된다. 깊게 호흡을 하면서 지금 호흡을 하고 있는 자신에게 주의를 기울이자. 바로 요즘 주목을 많이 받는 마음 챙김이다. 이렇게만 해도 스트레스는 가벼워지고 피로가 조금은 풀

256

린다.

지금까지 여러 번 언급했듯이 스트레스로 억눌려 있는 사람은 과거와 미래에만 마음이 가 있고, 현재의 자신은 보살피지 못한다. 현재에 집중하는 방법으로 요가를 접목한 체조를 소개했는데 심호흡만 해도 괜찮다.

과거와 미래만 생각하면 사람은 스트레스를 받게 된다. 이미 지나간 일을 두고 끙끙 앓아보았자 시간은 돌이킬 수 없다. 미래가 어떻게 될지는 아무도 모른다.

| 우선은 심호흡부터 시작하자

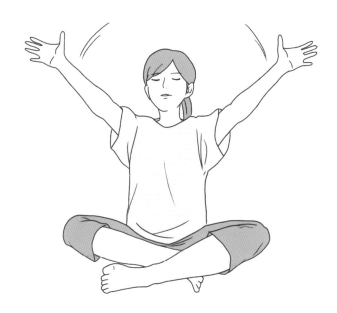

2019년에는 신종 코로나바이러스 감염증으로 인해 2020년 도쿄 올림픽이 연기되리라고는 아무도 예상하지 못했다. 과거에는 즐거운 추억만 남아 있고 미래에는 희망만 있다고 여기는 사람이 있을지도 모르겠다. 이런 유형의 사람은 아마 스트레스와 피로를 느끼지 않을 것이다. 스트레스나 피로를 자주 느끼는 사람이 과거와 미래만 생각하면 더욱 피곤하고 지치게 된다. 과거나 미래에서 되도록 벗어나려면 심호흡을 통해 현재에 집중해야 한다. 이 세상 모든 만물은 끊임없이 변화한다. 과거의 나도, 미래의 나도, 지금 여기에는 존재하지 않는다. 유일하게 분명히 존재하는 것은 현재의 나뿐이다. 이 사실에만 집중하면 스트레스, 불안, 피로는 한결 가벼워진다.

생리적으로 살펴보면 스트레스, 불안, 피로를 느낄 때 자율신경 중에서도 심신을 긴장시키는 교감신경이 활성화된다. 하지만 깊게 호흡을 하는 동안에는 자율신경 중에서도 심신을 편안하게 해주는 부교감신경이 활성화된다.

'긴장될 때는 심호흡을 하라'는 오랜 가르침도 이러한 생리적 현상을 바탕으로 한다. 자율훈련법도 이 연장선에 있다. 다만 너무 피곤해서 자율훈련법을 실시할 기력도 남아 있지 않을 때도 있다. 그럴 때는 다 내려놓고 심호흡을 하면 된다.

심호흡을 한다고 눈앞의 스트레스 요인이나 불안, 피로가 사라지진 않는다. 하지만 스트레스 요인에서 일시적으로 벗어나기만 해도 큰 도움이 된다. 심호흡으로 한숨 돌리고 난 후, 스트레스에 어떻게 대처할지 새롭게 생각해보자. 괜찮다. 시간은 넉넉하게 있다!

50가지 방법 중에
원하는 한 가지만 먼저 시도해보자

일찍 일어나서 일찍 자는 생활로 수면을 개선하고, 식단을 관리하며 체력을 끌어올리고, 스트레스를 쌓아두지 않도록 신경 쓰기 등 이 책에서 소개한 내용을 전부 실천하면 지치지 않는 체질과 생활을 얻게 된다. 하지만 사람은 머리로는 납득해도 좀처럼 행동으로 옮기지 못한다.

동기부여 이론의 대가, 심리학자 에드워드 L. 데시 박사는 이와 관련된 진리를 다음과 같이 말했다.

"인간에게는 본래 새로운 것과 보람을 추구하는 경향, 자신의 능력을 키우고 발휘하여 탐구하고 배우려는 경향이 있다. 하지만 이러한 내면의 동기는 그리 견고하지 않다. 의욕을 불러일으키려면 행동으로 옮길 만한 환경을 적절하게 조성해야 한다."

피로를 풀기 위해 피로 해소 방법을 배우고 싶어도 실천을 지속할 동기부여는 절대 높지 않다. 오히려 매우 낮다. 그렇기 때문에 피로 해소를 위한 행동을 취하기 쉽도록 환경 조성에 노력을 기울여야 한다.

서핑을 하고 싶다면 바닷가 근처로 이사하는 편이 좋다. 영어를 잘하고 싶다면 영어권 나라로 유학을 가는 편이 확실하다. 하지만 피로를 풀기 위해 적절하고 바람직한 '환경'에 대한 정의는 따로 없다. 그래서 수면, 식사, 운동, 스트레스 대처법 등의 습관을 하나라도 좋으니 실천해야 한다. 새로운 습관이 생기면 자연스레 환경이 바뀌는 법이다. 처음부터 100점 만점을 목표로 할 필요는 없다. 모든 것을 실천해야 한다고 생각하면 오히려 스트레스가 되어 더 피곤해질지도 모른다.

지치지 않는 여러 습관 중 가능할 듯한 것부터 골라 실생활에 도입해보자. '일찍 일어날 수 있을 것 같다'는 생각이 들면 수면 습관부터 점검해보자. 일찍 일어나서 아침 활동에 도전하면 같은 취미를 즐길 친구가 생겨 스트레스 대처로 이어질 수 있다. 나중에는 침실을 금세 잠들 만한 환경으로 바꾸고 싶어질지도 모른다. 식단 관리가 재미있을 것 같으면 식사 방식을 바꿔보자. 집에서 요리하는 시간이 늘어나다 보면 식품에 관한 지식을 더 쌓고 싶어 요리 학원에 다니게 될 수도 있다. 편리한 요리 도구를 갖춰서 주방 분위기를 바꾸고 영양이 골고루 들어 있는 식사를 하면 집에서 하는 요리에 더욱 성취감을 느낄 것이다.

지치지 않는 몸 만들기와 스트레스 해소를 위해 운동하는 습관을 들이면 집 안에 요가 매트를 깔아 운동할 공간을 만들거나 스포츠 센터 근처로 이사 가고 싶다는 마음이 생길 것이다. 스포츠 센터에서 열심히 운동하다 보면 새로운 친구를 사귀게 되어 트레이닝을 꾸준히 이어나갈지도 모른다.

이 책에서 소개한 방법 중 어느 하나라도 실천해본다면 피로 해소를 위한 환경을 조성하게 되고 지치지 않는 생활을 이어나갈 동기가 높아질 것이다. 조금이라도 관심이 가는 방법부터 실천해보자.

참고문헌

Michael J. Alter 저, 이영숙·송인아·이경옥 역《유연성의 과학》(대한미디어, 2008)

밴 조인스·Ian Stewart 공저, 제석봉 역《현대의 교류분석》(학지사, 2016)

구가야 아키라 저, 홍성민 역《최고의 휴식_왜 아무리 쉬어도 피곤이 풀리지 않는 걸까, 마인드풀니스로 찾아낸 몸과 마음의 회복력》(알에이치코리아, 2017)

Sage Rountree 저《The Athlete's Guide to Recovery》(VeloPress, 2011)

櫻井 武/ 사쿠라이 다케시 저《食欲の科学/ 식욕의 과학》(講談社/ 고단샤, 2012)

今田 純雄/ 이마다 스미오 저《食行動の心理学/ 식사 행동의 심리학》(培風館/ 바이후칸, 1997)

紺野 愼一/ 곤노 신이치 저《自分で治せる腰痛_痛みの最新治療とセルフケア/ 스스로 고칠 수 있는 요통_통증의 최신 치료와 셀프 케어》(大和書房/ 다이와쇼보, 2013)

紺野 愼一/ 곤노 신이치 저《あなたの腰痛が治りにくい本当の理由_科学的根拠に基づく最前線の治療と予防/ 당신의 요통이 잘 낫지 않는 이유_과학적 근거를 기반으로 한 최신 치료와 예방》(すばる舎/ 스바루샤, 2012)

下光輝一·八田秀雄/ 시모미쓰 테루이치·핫타 히데오 편집《運動と疲労の科学_疲労を理解する新たな視点/ 운동과 피로의 과학_피로를 이해하는 새로운 시점》(大修館書店/ 다이슈칸, 2018)

宮下 充正/ 미야시타 미쓰마사 저《疲労と身体運動_スポーツでの勝利も健康の改善も疲労を乗り越えて得られる/ 피로와 신체 운동_스포츠 승리와 건강 개선 모두 피로를 극복해야만 얻을 수 있다》(교린쇼인, 2018)

渡辺 恭良·水野 敬/ 와타나베 야스소시·미즈노 게이 저《疲労と回復の科学/ 피로와 회복의 과학》(日刊工業新聞社/ 닛칸코교신분샤, 2018)

절대 지치지 않는 몸

펴낸날 초판 1쇄 2022년 5월 2일 | 초판 3쇄 2022년 8월 20일

지은이 나카노 제임스 슈이치

펴낸이 임호준
출판 팀장 정영주
책임 편집 김은정 | **편집** 이상미
디자인 유채민 | **마케팅** 길보민 이지은
경영지원 나은혜 박석호 황혜원

인쇄 (주)상식문화

펴낸곳 비타북스 | **발행처** (주)헬스조선 | **출판등록** 제2-4324호 2006년 1월 12일
주소 서울특별시 중구 세종대로 21길 30 | **전화** (02) 724-7633 | **팩스** (02) 722-9339
포스트 post.naver.com/vita_books | **블로그** blog.naver.com/vita_books | **인스타그램** @vitabooks_official

ISBN 979-11-5846-227-7 13510

비타북스는 독자 여러분의 책에 대한 아이디어와 원고 투고를 기다리고 있습니다.
책 출간을 원하시는 분은 이메일 vbook@chosun.com으로 간단한 개요와 취지, 연락처 등을 보내주세요.

비타북스 는 건강한 몸과 아름다운 삶을 생각하는 (주)헬스조선의 출판 브랜드입니다.